AF395638

QUELQUES RÉFLEXIONS

SUR LE

CHOLÉRA - MORBUS

OBSERVÉ A L'HOTEL-DIEU DE PARIS

DANS LE SERVICE MÉDICAL DE M. BALLY;

PAR

H. RIPAULT,

INTERNE DES HÔPITAUX.

Avec une planche gravée et coloriée, représentant l'altération la plus commune du tube intestinal, dans le Choléra-morbus.

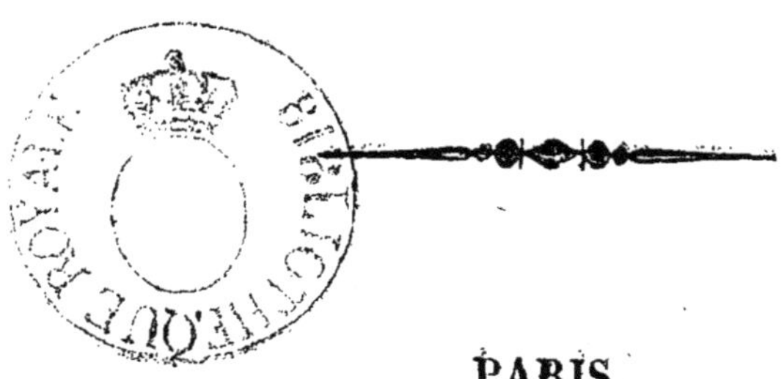

PARIS,

Chez J.-B. BAILLIÈRE, Libraire de l'Académie royale de Médecine, rue de l'Ecole-de-Médecine, n°. 13 bis.

OCTOBRE 1832.

IMPRIMERIE DE Mme. V^e. PORTHMANN,
ruc Sainte-Anne, n°. 43.

CHAPITRE I.

DE QUELQUES-UNES DES CAUSES DU CHOLÉRA.

L'APPARITION nouvelle du Choléra-Morbus, dans le mois de juillet, m'a semblé offrir des particularités dignes de fixer l'attention du public. J'ai cru qu'il était utile de faire connaître une série de faits qui intéressent toutes les classes de la société, aussi bien que les médecins en particulier. Ces derniers verront, dans la suite de cette brochure, que j'ai essayé de rendre compte du traitement employé sur un nombre considérable de cholériques, et de retracer quelques-unes des lésions qui nous ont été dévoilées par l'ouverture des corps, ce qui m'a conduit à développer une hypothèse sur le siége du Choléra. Le lecteur aura assez de

1 *

bienveillance, je l'espère, pour se rappeler que je ne publie que des faits étudiés et rapprochés, bien qu'il sera plus loin question d'une proposition hypothétique d'un ordre élevé, sur une maladie dont les caractères singuliers, la marche insolite et le traitement sont destinés à rester encore un sujet de controverse entre les gens de l'art.

Attaché, comme élève interne, au service médical de M. le professeur Bally, j'ai pu, sous la direction et avec le secours des lumières de ce praticien, dont le nom, depuis bien des années, se rattache, de la manière la plus recommandable, à l'histoire de plusieurs maladies épidémiques, me livrer avec fruit à l'examen des symptômes, de la marche et de la nature d'un mal qui peut nous menacer, chaque jour, d'une récrudescence nouvelle.

Depuis les premiers jours de l'épidémie, c'est-à-dire, depuis le 26 mars jusqu'à présent, le service de M. Bally a été spécialement affecté au traitement des cholériques. Au milieu des caractères extraordinaires qui ont accompagné ce fléau, au milieu de ses périodes diverses d'accroissement et de déclin, les *causes* qui semblaient favoriser son développement, ont particulièrement attiré mon attention ; dès-lors, je me suis trouvé conduit à les grouper, et j'ai pu rapprocher celles qui se sont reproduites le plus souvent. Mais les causes du Choléra, me dira-t-on, seront, comme les autres caractères de cette maladie, un sujet long-temps obscur, qu'on cherchera vainement à éclaircir. Sans doute, il en est ainsi, si l'on veut comprendre le principe caché, éloigné ou inconnu du mal. Néanmoins, dans des cas qui se multiplient souvent encore, il m'a semblé qu'on devait trouver les causes de ce mal à la portée de nos sens pour les apprécier, de nos moyens pour les arrêter, les effacer, et le fléau avec elles. J'ai remarqué qu'ordinairement, elles avaient leur point de départ, d'une manière plus ou moins évidente, dans le tube digestif; c'est là qu'elles se trouvaient fixées; il n'était plus nécessaire de les chercher ailleurs : elles n'étaient plus vagues et incertaines; elles n'entraînaient plus la confusion dans l'esprit de l'observateur comme auparavant. Ce n'était plus seulement à la constitution de l'individu, à sa profession, à sa demeure, à sa position sociale, en un mot, qu'elles devaient être attribuées : un excès, un écart dans le régime, une imprudence quelconque, voilà ce qui, sous nos yeux, a mis en jeu, ou du moins ce qui a concouru à mettre en jeu les causes prédisposantes.

Dans les mois de mars et d'avril, on recherchait ce principe caché que l'on croyait exister partout, que l'on voulait voir autour des malades et en eux. Il semblait que tout ce qui était indispensable à leur existence, les alimens qui fournissent à l'entretien de la vie, l'air respiré surtout, et tant d'autres circonstances dont l'énumération est inutile, devenaient la source des maux qui sévissaient dans Paris. Il n'était pas jusqu'à la particularité la moins importante qui se rattachait au cholérique, qui ne fût considérée comme l'agent puissant de l'espèce de virus qui l'avait empoisonné.

Mais alors, comme maintenant, on a été amené à reconnaître que l'origine du Choléra, en général, devait être attribuée à un principe particulier, inconnu, qui a paru d'abord agir indépendamment de toute espèce de condition, mais qui, plus tard, et sans perdre de son intensité avec le temps, a sévi d'autant plus qu'il se trouvait favorisé par plusieurs circonstances accidentelles. C'est ce qui est arrivé, du moins, d'après les observations que j'ai recueillies.

Dans le mois de juin et les mois suivans, la plus légère cause évidente donnait naissance à la maladie régnante. Alors une indisposition, sans importance le plus souvent, à toute autre époque, déterminait un appareil morbide très-intense.

Je crois pouvoir soutenir que l'action des causes occasionnelles du mal n'était ni obscure, ni incertaine. Il y avait un rapprochement trop immédiat entre celles-ci et les fâcheux effets qui en résultaient, pour que ce rapprochement pût échapper comme à l'époque de l'affluence des malades,

Dans ces derniers temps, indépendamment des diverses dispositions de chaque individu, telles que le tempérament, les habitudes, la profession, la position de fortune, indépendamment même de l'état antérieur de la santé, l'influence qu'ont exercée sur le développement de la maladie les excès dans les alimens et les boissons, ou contre les autres règles de l'hygiène, nous a été démontrée par beaucoup d'exemples divers. Même alors, et dans ces cas seulement, la gravité du mal devenait la même pour tous les cholériques. Chaque tempérament se trouvait affecté avec une intensité égale. Des alimens, des boissons insalubres, en développant soudainement le Choléra, imprimaient un caractère promptement funeste à la série des symptômes qui se succédaient d'une manière à peu près semblable chez tous les malades. Dans bien des cas, une constitution vigoureuse, loin d'être un préservatif, devenait plutôt une prédisposition au Choléra ; et le sujet, malgré sa force, n'opposait aucune résistance à son attaque. Je ne saurais dire si les individus qui sont venus dans le service de M. Bally, avec la constitution robuste dont je parle, ont été affectés dans une proportion plus grande que les autres ; mais j'ai l'assurance qu'ils l'ont été aussi gravement.

Parmi les causes déterminantes que je viens d'indiquer, j'en ajouterai d'autres nombreuses encore : une des principales a été, durant les fortes chaleurs du mois de juillet, l'impression vive, produite par un froid subit auquel un individu s'exposait inconsidérément.

On ne saurait contester les effets fàcheux qui ont suivi l'immersion du corps dans la Seine, le soir surtout, quand on était en sueur ; joignez à cela, qu'une circonstance importante venait concourir au développement de l'affection épidémique; c'était l'usage immodéré de boissons froides.

Tout ce qui avait une action directe sur l'estomac et les intestins, paraissait surtout provoquer l'invasion de la maladie. Un homme, jouissant de l'intégrité de ses fonctions, commettait-il un écart dans son alimentation, l'indigestion, au lieu d'être simple, comme nous l'avons dit, au lieu de se passer comme de coutume, donnait lieu à des phénomènes graves, en raison de la cause obscure sous l'action de laquelle se trouvait le malade.

Nous avons eu occasion de voir souvent, parmi les cholériques qui se trouvaient encore en traitement, ou même convalescens, des sujets chez lesquels un excès donnait lieu à une nouvelle attaque : dans ce cas, la mort, presque toujours, venait frapper l'imprudent dont les organes avaient ressenti déjà les atteintes d'un premier Choléra. Des faits de ce genre sont trop connus pour que je

(9)

cherche à les appuyer de quelques observations ; je me contente de faire sentir ici, qu'il n'y a pas une différence aussi grande qu'on la supposerait dans l'intensité de la maladie, quand elle était due à une indigestion, entre l'individu qui se trouve dans des circonstances d'épuisement, et le sujet dont le physique annonce une constitution propre à lutter contre le mal.

Après un écart de régime, l'atteinte devenait bien plus prompte qu'elle ne l'eût été, si l'on se fût trouvé dans les conditions où le fléau, durant le mois d'avril, avait le plus souvent paru. Ainsi, sans irritabilité préalable de la membrane muqueuse de l'estomac et des intestins, le sujet était frappé comme s'il eût suffi de l'introduction de la substance malsaine pour donner lieu aux accidens cholériques. C'est un fait que j'ai constaté plusieurs fois, et qu'il est important de ne pas perdre de vue. Je crois que cette soudaine apparition de la maladie, après un repas, a dû seule motiver l'opinion, erronée d'ailleurs, de certains esprits crédules, qui voyaient dans la nourriture de la victime, non pas la cause du Choléra, mais d'un empoisonnement.

Au milieu des circonstances fâcheuses où l'on était il y a peu de temps encore, et à une époque où l'on n'avait pas assez appris qu'il faut toujours user sobrement des légumes et de certains fruits,

je crois devoir expliquer l'apparition si prompte
des phénomènes cholériques, en disant qu'alors
l'innervation de l'estomac était entravée par l'action des substances indigestes, et en faisant remarquer que ces légumes et ces fruits, substances
nuisibles dans le cours de cette épidémie, cessaient
d'offrir les conditions nécessaires à une chymifi-
cation prompte et convenable.

Je ne veux pas entrer ici dans des considérations importantes, du reste, pour l'hygiène pu-
blique, sur le genre d'alimentation ordinaire à la
classe ouvrière et industrielle. Les artisans et les
hommes de métier pénible, menant une vie très-
active, ont des organes digestifs et des habitudes
qui leur permettent de supporter une nourriture
que l'estomac de tel individu, d'une classe diffé-
rénte, ne serait pas apte à digérer, par le défaut
d'énergie des organes. Cependant, malgré le pri-
vilége accordé par une forte constitution aux fonctions digestives des premiers, j'indiquerai d'une
manière générale, comme ayant causé instantané-
ment le Choléra, l'usage immodéré qu'ont fait les
jeunes gens en particulier, des produits récens de
certains végétaux, notamment des fruits, des légumes, des racines potagères, etc., de viandes que la
saison a rendues indigestes, de boissons froides et
mal préparées. Toutes ces substances étaient prises

le plus souvent au-delà du besoin, et dans le temps
où, privées surtout de leur maturité, elles avaient
des qualités qui rendaient pernicieuse leur présence
dans le tube digestif. Aussi, j'avoue que, frappé
par tant d'exemples, je ne puis m'empêcher d'user
d'une certaine circonspection, quand, dans le
meilleur état de santé possible, je vois que l'estomac peut perdre tout-à-coup l'action chymifiante
qui lui est propre, quand je vois l'instantanéité
des accidens cholériques, suivre aussi fréquemment l'introduction de telle substance solide ou
liquide d'un effet douteux, pour l'accomplissement
des fonctions digestives.

Dans l'examen des phénomènes particuliers
qu'ont présentés les malades, je ne puis m'empêcher d'indiquer quelques-unes des nuances singu-
lières qui se remarquaient dans le Choléra que
provoquait une indigestion. Ordinairement, quand
celle-ci survient, la cause perturbatrice agit avec
une promptitude égale à sa violence. A part les cas
rares où des symptômes d'une maladie grave et
prolongée se réveillent à la suite d'un écart de régime, l'estomac débarrassé reprend ses fonctions
accoutumées, et fait bientôt cesser le trouble qu'il
avait déterminé dans l'économie entière. Mais,
chez dix ou douze cholériques, indépendamment
de l'état d'irritabilité où se trouvait l'estomac, mal-

gré la promptitude avec laquelle cet organe entrait en convulsion, pour se débarrasser des substances en quelque sorte délétères qui étaient l'occasion des accidens, j'ai vu que celles-ci n'étaient pas rejetées avec les matières qui constituent les vomissemens cholériques. Il semblait qu'avec le Choléra, la cause déterminante devait rester renfermée dans l'estomac, comme attachée à ses parois, pour prolonger l'influence du mal. C'est ainsi que les parties les plus consistantes de certains fruits, des noyaux de cerises, de bigarreaux, certains légumes, des petits pois, des pois chiches, des lentilles, de la salade, etc., des morceaux de viande hachée, dure, mal cuite, se trouvaient incarcérés dans l'estomac, et n'en sortaient que quand on commençait à triompher du mal, c'est-à-dire, quand la période de réaction avait succédé au Choléra algide. Autrement, on trouvait ces matières dans la cavité de l'organe indiqué, la mort étant survenue deux ou trois jours après leur introduction, quoique le malade eût été, dans cet intervalle de temps, tourmenté par des vomissemens souvent répétés.

A l'appui de cette remarque, je citerai les faits suivans :

L.-A. Lefèvre, trente-deux ans, bijoutier en cuivre, entre à l'hôpital le 20 juillet à sept heures du matin ; la veille, il a pris des alimens plus qu'à

son ordinaire, et il a bu de l'eau en grande quantité. Au moment où nous l'examinons, nous le
trouvons dans la période cyanique la plus prononcée. Le pouls radial ne se fait presque pas sentir,
bien que le cœur donne des battemens énergiques,
comme nous l'avons remarqué avec soin chez tous
les malades arrivés à cette période.

Dans l'état vraiment désespéré où était cet
homme, accablé par des vomissemens continus et
des crampes douloureuses, depuis la veille au soir,
M. Bally, sur la demande d'un jeune médecin qui
assure avoir obtenu des succès par l'emploi du seigle
ergoté donné à l'intérieur, en pareille circonstance,
consent à employer cette substance médicamen-
teuse, en conservant toutefois du doute sur son
efficacité, qu'une habile théorie semblait expliquer
d'une manière satisfaisante. Le médecin, chargé de
surveiller l'administration du remède qu'il avait
proposé, nous avertit, quelques heures après, que
l'état du malade, devenu très-grave, ne lui per-
mettait pas d'espérer rien de bon du seigle ergoté.
Nous employâmes alors les ressources du traitement antiphlogistique local : elles furent puissantes ; car le malade fut conduit à une heureuse guérison, qui lui permit de quitter l'hôpital le 11
août. Mais ce que je ne dois pas omettre, comme
circonstance importante pour mon sujet, c'est que,

dans la soirée du 20 juillet, et vingt-quatre heures
après la persistance des vomissemens aqueux, un
infirmier de la salle me fit remarquer sur le carreau,
parmi les matières vomies, un mélange de viandes
en morceaux, de pois chiches, de fruits non
digérés, dont la quantité aurait pu remplir une
assiette.

Autre observation. Le jeune André Mangot, dix-
neuf ans, maçon, n'ayant jamais eu d'autre maladie que la petite vérole, dont il est très-marqué,
entre à l'Hôtel-Dieu le 21 juillet ; il était très-
abattu par des crampes intolérables, des vomissemens et des selles non interrompus depuis la veille.
Malgré l'administration de deux grains d'émétique
qui semblaient avoir favorisé l'expulsion complète
des matières contenues dans l'estomac, siége d'une
douleur très-vive, ce ne fut que le surlendemain
que ce jeune homme rejeta par la bouche une
quantité vraiment prodigieuse d'un liquide blanchâtre et mousseux, au milieu duquel nageaient
des noyaux de bigarreaux, des petits pois et des
lentilles que le malade avait mangés avant l'invasion des premiers accidens. Mangot quitta l'hôpital
le 11 août, étant bien guéri.

M. Bally a toujours considéré comme une complication véritable, cet arrêt des matières indigestes dans la cavité de l'estomac, et s'attachait à

en provoquer l'expulsion, quand il avait quelques motifs pour croire qu'elles y étaient déposées. Les malades, souvent, ne supposaient pas qu'ils avaient pris une substance insalubre ; quelquefois ils savaient indiquer la cause qui avait donné naissance à l'attaque inattendue : mais, très-souvent retenus par un sentiment déplacé de honte, ils se refusaient à nous confier qu'ils avaient commis quelque imprudence. Il fallait leur arracher un aveu ; et, dans plusieurs cas, au moment de notre examen, nous avons vu des vomissemens d'alimens survenir, comme pour témoigner contre leur prétendue tempérance.

Dans des circonstances semblables, mais très-graves, la mort étant arrivée presque en même temps que le Choléra, l'ouverture du corps venait, en quelque sorte, constater le délit renfermé dans l'estomac. Les exemples, sous ce rapport, se sont multipliés, et quelques-uns nous ont étonnés par la promptitude de leur terminaison funeste.

Observation. Le 20 juin, nous recevons le nommé Graux, trente-quatre ans, maçon, homme bien constitué, aux muscles volumineux, aux cheveux roux et crépus. Frappé du Choléra à deux heures après midi, amené presque aussitôt à l'hôpital, vers neuf heures du soir il n'existait déjà plus, malgré l'énergie des moyens que l'on avait mis en usage pour le sauver. L'ouverture du cadavre nous fit voir dans l'estomac un liquide foncé en couleur, avec beaucoup de petits pois non mâchés, gonflés par leur séjour au milieu des matières aqueuses. La présence d'autres substances méconnaissables, et une odeur vineuse prononcée, indiquaient que les pois seuls n'avaient pas concouru à l'indigestion.

Chez cet homme, au moment de son entrée, l'inertie des organes était telle, que l'ipécacuanha administré à dose vomitive, n'avait occasioné aucune contraction des parois de l'estomac.

Les mêmes circonstances se retrouvent dans l'observation du nommé Piogé, quarante-huit ans, teinturier, reçu à l'Hôtel-Dieu le 14 juillet, à onze heures un quart du matin. Il venait de déjeûner, quand il fut atterré par le mal. Anéantissement complet de tous les organes. Au milieu du désordre de l'économie entière, les facultés intellectuelles seules restaient intactes. Le malade entend bien nos questions; mais il lui est pénible de nous répondre. Ses paroles, d'ailleurs, qui s'éteignent, comme il arrive chez les véritables cholériques, ne peuvent pas être recueillies. Il était dans cet état où, plus d'une fois, M. Bally avait prolongé la vie, en employant un moyen stimulant dont l'action est directe et énergique sur le systême nerveux : c'est l'électro-puncture, ou le galvanisme (1). L'influence nerveuse chez P... cessa ainsi d'être nulle, mais pour un moment; car, peu d'heures après son entrée, il succomba à une attaque vraiment foudroyante.

La cavité de l'estomac, comme chez le précédent, était remplie de matières alimentaires vertes et triturées en partie, qui paraissaient avoir appartenu à des fruits non parvenus à leur maturité.

Dans ces cas, la maladie ne devenait aussi terrible que par l'accroissement du haut degré de fatigue que développait l'introduction de pareilles matières dans le tube digestif. Du reste, les symptômes n'avaient rien d'extraordinaire, quand les causes

---

(1) La manière dont la pile galvanique a été employée, très-rarement il est vrai, au mois de juillet, différait du procédé suivi à la fin de mars. Le procédé consistant à établir le cercle entre la région épigastrique, avec une aiguille, et l'anus, au moyen d'une sonde de métal, mis en usage deux ou trois fois, dans ces derniers temps, était tout-à-fait conforme à l'opinion que nous développerons plus loin sur le siége de la maladie.

Voyez, dans le Bulletin général de thérapeutique, rédigé par M. Miquel, tome 2, page 380, un article dans lequel j'ai indiqué les effets de la pile chez les cholériques, au mois de mars, et la manière dont elle était appliquée dans le service de M. Bally.

perturbatrices de la digestion agissaient d'abord sur l'intestin, en occasionnant la diarrhée.

Je reconnais le premier, en poursuivant scrupuleusement l'examen de chacun des cholériques traités dans le service où je me trouve, qu'attribuer dans bien des cas, à une indigestion, l'apparition des symptômes, eût été s'exposer à prendre l'effet pour la cause. Chez les individus qui avaient de la diarrhée ou du mal-aise, des maux de tête ou de la fatigue, chez tous les sujets mal disposés, en un mot, le trouble de la digestion ouvrait la scène, parce que l'estomac est le viscère qui ressent le premier, avec les intestins, l'influence du désordre par lequel le Choléra annonce son invasion.

Je termine toutes ces considérations sur les causes productrices de la maladie, par un exposé rapide de quelques observations, dans lesquelles les symptômes fâcheux ont apparu immédiatement ou peu de temps après l'introduction d'alimens peu convenables dans le tube digestif. Je pense bien qu'il suffira de rapporter quelques faits saillans, sans en produire un grand nombre, dont les détails deviendraient fastidieux.

Il m'aurait été facile de citer d'autres exemples du même genre, observés au mois d'avril; mais c'est principalement à dater de la fin du mois de juin que les causes signalées sont devenues fréquentes.

A cette époque, on remarquait que le fléau cholérique, en semblant s'éloigner de la capitale, disparaissait avec lenteur, non soudainement, comme
il était venu. On remarquait aussi qu'il s'annonçait
fréquemment par des accidens qui tiraient leur
source des organes digestifs, après une excitation
préalable de ces derniers.

Le nommé Boissière, serrurier, non habitué aux
excès, entre le 13 juin, se trouvant malade depuis
trois jours. Les symptômes avaient été annoncés
tout-à-coup par le mal de cœur et le dévoiement,
peu de temps après qu'il eut mangé du boudin et
bu du vin outre mesure. Sa constitution heureusement était bonne; elle triompha du mal, malgré
son intensité.

Pout..., dix-huit ans, clerc d'huissier, à son
arrivée, le 15 juin, attribue lui-même le premier
vomissement qu'il eut, sans aucun prodrôme, à
du veau mêlé de petits pois, qu'il avait mangé un
peu auparavant. Il fut assez promptement guéri.

Boulangé, quarante ans, balayeur public, homme
bien constitué, est reçu le 20 juin, vers huit heures
du matin. Devant nous, en vomissant, il rejette
abondamment des matières vertes, comme de la
salade, au milieu d'un liquide couleur lie de vin.
« C'était, dit-il alors, ce qui le tourmentait si fortement depuis la veille au soir. » Cette invasion

2 *

soudaine, après une indigestion, nous a présenté
un de ces cas qui se sont terminés par la mort la
plus prompte.

Dans tous les exemples semblables, on reconnaît un mélange de légumes et de viandes non digérées. Je ne donnerai pas la liste de ces substances,
dont la nature sera facilement appréciée, si l'on
pense qu'elles sont prises par des individus que leur
position de fortune oblige à user d'une continuelle
parcimonie.

Ces malheureux, à leur entrée, étaient étourdis
en quelque sorte par l'invasion brusque des accidens. Ils paraissaient comme pétrifiés de l'idée d'avoir été frappés aussi inopinément.

Le Choléra se présentait avec les mêmes caractères chez des personnes qui avaient pris des boissons trop abondantes.

Nous recevons le nommé J..., quarante-un ans,
batteur de tapis, le 13 juillet au soir. La chaleur
ce jour-là avait été excessive; J... but de l'eau si
inconsidérément, que, comme il le disait en
entrant, son ventre en devint tout gonflé. A six
heures du soir, il ressent des coliques; avec celles-
ci le dévoiement, puis des vomissemens accompagnés de crampes horribles dans les jambes et dans
les bras. Deux heures auparavant, sa santé était

parfaite; et nonobstant les secours les plus prompts, le lendemain il était mort.

A la même époque, et avec la même chaleur de l'atmosphère, un autre devint malade pour avoir pris des boissons sucrées avec excès. Il lui était facile de corriger ainsi l'eau pure, car il travaillait dans une raffinerie.

Celui-ci, ouvrier sur cuivre, boit beaucoup plus de lait qu'il n'a coutume de le faire, à cause de l'élévation de la température. Il ne se doute pas que cette boisson, qu'il prend ordinairement comme un préservatif de la colique de cuivre, va donner lieu aux accidens d'un Choléra très-grave.

Ceux-là croyaient prévenir toute atteinte de la maladie, en cherchant à rendre leurs boissons plus douces et plus saines, au moyen d'un correctif qui devenait sans action; car le danger consistait autant dans la quantité que dans le choix des liquides qui servaient à appaiser leur soif.

Le mal a surtout paru terrible quand il survenait dans l'ivresse. Du reste, parmi le grand nombre des cholériques que j'ai pu observer, je ne trouve que fort peu d'exemples d'individus qui aient été frappés après avoir bu seulement des liqueurs spiritueuses; chez la plupart, l'estomac était rempli d'alimens, aussi bien que de vin et de liqueurs.

Le 16 août, on amène le nommé J..., homme

jeune et vigoureux , travaillant sur le port. Il avait
fait une orgie la veille , et le lendemain matin il se
trouvait au milieu des cholériques, froid, cyanosé,
souffrant des crampes comme ces derniers. Il en
différait par l'air d'insouciance que l'on remarquait
sur son visage , tandis que les cholériques , en général , ne sont tout au plus qu'indifférens à l'état
de leur position , qu'ils ne semblent pas apprécier.
L'insouciance extrême de cet homme dépendait sans
doute de l'ivresse , qui ne l'avait pas encore quitté.
Des contractions violentes et répétées dans les muscles des jambes, des cuisses et des bras, prouvaient
qu'il était tourmenté de crampes qui devaient être
violentes ; c'est ce qui conduisit M. Bally à l'idée
d'employer la compression établie sur tous les
membres, avec de longues bandes préalablement
mouillées. Ce moyen a paru réussir dans cette circonstance ; car J..., plus heureux qu'aucun cholérique par suite de l'ivresse , s'est trouvé promptement rétabli.

Le 18 août , dans la journée , entra un homme ,
ex-soldat de la ligne, âgé de vingt-un ans , qui eut
moins de bonheur que le précédent. Arrivé d'Alger
depuis quinze jours, il reçoit quelque argent, et
s'empresse de satisfaire abondamment son appétit ;
ce qu'il fait le 18 août , à dix heures du matin. Il
mangea avec voracité , nous dit l'hôtesse qui l'a-
mène à deux heures après midi : il avait alors un

violent Choléra. Ce jeune homme nous a offert un caractère assez particulier. Au milieu de l'intensité du mal, sa physionomie exprimait une anxiété profonde, mêlée d'une sorte de stupeur. Il y avait dans son silence, interrompu par des contractions forcées des traits du visage seulement, quelque chose de douloureux. Ce qui rendait cet infortuné plus intéressant, c'est qu'il ne semblait abattu que par le sentiment intime de sa triste position : il succomba la nuit suivante. Je me suis servi, pour l'exécution de la planche placée à la fin de cet opuscule, de l'intestin de ce jeune soldat, affecté comme le sont les intestins de presque tous les cholériques.

Enfin, je crois convenable de donner un exemple qui montre que les hommes ne ressentaient pas seuls les fâcheux effets d'une nourriture mal choisie. Le 26 août, fut amenée dans le service des femmes la nommée Halé (Eléonore), âgée de trente-huit ans, couturière, mère de quatre enfans. Bien qu'elle eût un peu de mal-aise depuis deux ou trois jours, elle crut qu'il fallait toujours prendre des alimens, afin de nourrir le cinquième enfant dont elle était enceinte.

Le 25 août, elle mange des haricots blancs; peu d'heures après, la malheureuse, prise de vomissemens, ne peut cependant rejeter le fatal légume que le lendemain dans la journée. Elle mourut le 27 vers midi.

Elle était à deux mois de l'époque ordinaire de l'accouchement, et la veille encore elle avait senti les mouvemens de son enfant. M. Bally avait recommandé que l'on pratiquât l'opération césarienne immédiatement; après la mort, ce que j'exécutai; mais l'enfant ne donnait plus aucun signe de vie. Il en a été ainsi de presque tous les fœtus, qui, plus ou moins près du terme, furent retirés de l'utérus de leurs mères, quand elles avaient succombé au Choléra. Une fois cependant, au mois d'avril, à l'époque où l'épidémie exerçait toute sa violence, en pratiquant l'opération césarienne chez une femme morte dans la période algide, j'ai amené un enfant qui, aux yeux de toutes les personnes présentes, a vécu pendant quelques minutes.

Les observations que je viens de citer parlent assez haut pour me dispenser de toute réflexion. Ma tâche n'est point de tracer des règles hygiéniques : c'est aux praticiens que je laisse le soin de détailler des préceptes destinés à faire connaître l'influence du régime alimentaire sur notre économie, *dans un temps qui n'a pas encore cessé d'être critique*. Mais je crois que ce simple exposé des causes qui, après avoir troublé les fonctions digestives, ont amené le Choléra, suffit pour indiquer les précautions propres à éviter leur action.

J'ajouterai que, si les moyens nous manquent pour nous préserver du fléau, nous possédons au moins des avantages que n'avaient pas les malheureuses victimes de la maladie ; je veux parler des fortes leçons que nous donnent les exemples trop multipliés de son invasion soudaine, chez les imprudens qui s'étaient abandonnés sans calcul, à l'influence des causes contraires à la santé.

Pour prévenir tout danger, après un repas dont les suites sont redoutées, est-il besoin de chercher à rétablir la régularité des organes digestifs, au moyen de quelque substance spiritueuse, ou d'un élixir dont la vertu puisse diminuer le danger d'une indigestion imminente?—Une telle liqueur, propre à augmenter l'action chymifiante de l'estomac, me semble le plus souvent sans puissance, si déjà ses effets, dans bien des cas, ne sont pas pernicieux.

Il me reste à indiquer rapidement des causes d'un autre genre. On a reçu, dans le service des cholériques, huit malades à peu près, arrivés récemment d'un pays étranger, ou d'un département éloigné. Deux sujets adultes, venus des Antilles, où ils avaient eu la fièvre jaune, ont été atteints de l'épidémie, le troisième jour de leur arrivée de Brest. Le climat de Paris, avec l'influence cholérique qui régnait alors, a dû exercer de tristes effets sur les voyageurs principalement. En tout temps, s'il imprime à l'organisme des personnes qui n'y sont pas accoutumées, des modifications ou légères ou profondes, aujourd'hui il a pu les

imprimer avec beaucoup plus d'énergie : en effet,
on a remarqué que les personnes nouvellement ar-
rivées surtout se sont trouvées victimes de l'épidémie.

Les médecins ont généralement fait sentir la
prise fâcheuse que donnaient au Choléra ceux qui
s'abandonnent à l'onanisme, et ceux qui usent
trop copieusement des plaisirs de l'amour. Parmi
ces derniers, il ne s'en est point présenté à notre
observation ; il n'en est pas de même des autres.
Dans le mois de juillet, la cause cachée de l'épidémie a eu une influence marquée sur quelques
individus frappés peu d'heures après avoir sollicité
leurs organes par des excitations extraordinaires
et répétées outre mesure; c'étaient des jeunes gens
de dix-huit à vingt-deux ans. L'état de leur santé
auparavant était bon, j'en ai eu l'assurance. On
conçoit, du reste, que ce sont de vives sollicita-
tions qui nous ont fait découvrir la vérité sur ce
sujet. La crainte seule de la mort donnait à ces
malades le courage de faire une confidence qu'ils
croyaient importante pour la direction de leur traitement : tout aveu, d'ailleurs, n'était obtenu qu'a-
vec la promesse de garder religieusement le secret.
Je me contenterai donc de dire, sur leur compte,
que le trouble général résultant de l'ébranlement
nerveux dans des cas pareils, a pu rendre l'économie plus sensible à l'action du Choléra, ou moins

capable de résister à ses effets très-graves alors. L'existence de ces malheureux n'a pas duré seulement jusqu'à la réaction.

A part les cas très-nombreux qui rentrent dans les circonstances que j'ai énumérées plus haut, depuis le 20 juin jusqu'au 15 septembre, le Choléra a paru attaquer toutes sortes d'individus. Toute proportion gardée, il s'est montré moins fatal que dans les commencemens de son invasion, aux sujets faibles, débilités par l'indigence ou par des maladies antérieures ; ces infortunés avaient été ses premières victimes. D'après les relevés des âges, je ne trouve pas que les ressources de l'art aient été plus puissantes sur les sujets adultes que ceux arrivés à un âge avancé, tandis que le contraire avait été observé dans les premiers temps. M. Bally a perdu peu de vieillards ; il faut dire aussi que moins de gens âgés ont été reçus parmi les cholériques depuis trois mois. Si des chances de salut ont été presque nulles pour beaucoup de jeunes gens, je crois que cela dépend de ce qu'en général le Choléra s'est montré plus grave en raison de l'imprudence des individus qu'en raison de l'âge ou de toute autre circonstance ; comme au mois d'avril, enfin, l'on ne voit pas que l'épidémie ait frappé de préférence certaines conditions particulières ; ce qui nous empêche de tirer aucune induction générale. En terminant ce chapitre, je dois donc répéter qu'il ne nous est pas encore donné de faire connaître les causes éloignées auxquelles est due l'apparition du Choléra : espérons cependant que ces causes cachées, quelle que soit leur nature, permettront, avec le temps et des faits bien appréciés, de mettre à découvert le vrai, dans le chaos qui les enveloppe.

CHAPITRE II.

RELEVÉ DES MALADES. — EXPOSÉ DE QUELQUES SYMPTÔMES.

Jusqu'à présent, c'est moins le principe caché de l'épidémie que j'ai voulu apprécier, que les cas où celle-ci a été puissamment secondée par des agens nuisibles qu'il aurait été facile de prévenir. Cette tâche, que je m'étais imposée, ne serait pas complètement remplie, si je ne publiais brièvement quelques résultats généraux sur la maladie, depuis le mois de juin surtout, et sur les agens thérapeutiques dont j'ai pu étudier les effets, dans le service auquel j'appartiens.

J'établirai d'abord les résultats numériques du mouvement des malades traités dans la salle de de M. Bally; ce mouvement se divise en trois périodes qui répondent aux diverses phases de l'épidémie elle-même.

La première période date de l'invasion du Choléra, c'est-à-dire, du 26 mars jusqu'au 1er. mai.

La deuxième période, ou de déclin, du 1er. mai jusqu'au 20 juin.

La troisième période, ou de récrudescence, depuis le 20 juin jusqu'au 20 septembre. C'est de cette dernière seule que je m'occuperai plus loin ; c'est à elle spécialement que s'appliquent les remarques générales qu'on va lire.

Dans la division de M. Bally, depuis le 26 mars jusqu'au 1er. mai,

sont entrés :   92 hommes,   48 femmes ;
    morts,   54   30
    guéris,   38   18.

Hommes et femmes compris :

Entrés,   140,
Morts,   84,
Guéris,   56.

Ces résultats authentiques se trouvent à peu près les mêmes que ceux obtenus par les autres médecins de l'Hôtel-Dieu. Les succès et les revers se balancent dans l'examen comparatif de chaque service, à cette époque. J'ajouterai que la salle de M. Bally reçut les premiers cholériques jusqu'au 29 mars, c'est-à-dire, dans le temps où les malades étaient enlevés avant l'emploi d'aucun remède. A compter du 16 avril jusqu'au 1er. mai, lorsque l'on savait attaquer le mal avec avantage, le même service n'a renfermé que très-peu de nouveaux individus.

Dans les premiers jours de l'épidémie, M. Bally se trouva dans le cas de la plupart des médecins, dont l'expérience la plus consommée trouvait dans le Choléra de neuves et de terribles leçons. Tandis que des praticiens un peu trop confians crurent qu'ils pouvaient agir d'après des documens incomplets, venus de loin, d'autres, avec peu d'avantages d'abord, suivirent leurs inspirations éclairées par une observation calme et méditée des faits; c'est ainsi qu'ils parvinrent à une médecine plus rationelle qui a pu ne pas assurer de continuels succès, mais qui n'a jamais préparé les revers inséparables de toute médecine douteuse et hasardée. Telle a été la marche qui a conduit M. Bally d'un traitement narcotique et calmant, révulsif, stimulant du système nerveux (pile galvanique), puis stimulant de tous les appareils, sédatif et purgatif, à une méthode antiphlogistique, mais modifiée selon la constitution des sujets, et selon la maladie.

Depuis le commencement d'avril (1), nous avons eu recours principalement aux saignées locales et générales, et aux révulsifs puissans. Ce moyen,

______

(1) Lisez le compte rendu du traitement de M. Bally, dans le bulletin général de thérapeutique, endroit cité.

malgré quelques assertions contraires, nous a fait triompher d'un grand nombre de Choléra-morbus graves. Il y a deux mois, conduit par la critique à tenter un autre système de thérapeutique, M. Bally a été ramené à la méthode antiphlogistique : c'était par elle que nous avions eu à regretter le moins de malades.

Depuis le 1er. mai, l'épidémie était à une période décroissante telle, qu'un nombre limité de lits était suffisant. Les cholériques furent répartis dans deux salles consacrées, l'une aux femmes, qui ont été soignées par M. Magendie, l'autre aux hommes, dont le traitement fut confié à M. Bally.

Toutes les remarques renfermées dans le premier chapitre, et l'exposé rapide que j'ai reproduit plus bas, n'ont donc pu reposer que sur des sujets du sexe masculin. Des différences notables doivent exister, sans doute, dans les caractères de l'affection, selon le sexe. Mais il ne m'appartient pas d'entrer dans les détails qui se rattachent aux femmes cholériques ; j'ai appris seulement de M. Tessier, qui a rempli les fonctions d'interne dans le service de M. Magendie, qu'au mois de juillet il a eu très-souvent l'occasion d'être frappé de la promptitude avec laquelle beaucoup de femmes, au milieu de la meilleure santé, ont été comme foudroyées par le Choléra.

À dater du 1ᵉʳ. mai, jusqu'au 20 juin,

sont entrés   57 hommes cholériques. . Ci.   57

9 sont morts. . . . . Ci.   9

et 48 ont quitté successivement l'hôpital dans un

état de complète guérison. . . . . . Ci.   48

Nous retrouvons ici des avantages qui s'expli-quent aisément, si l'on réfléchit que la maladie s'offrait alors avec des symptômes dépourvus de gravité. C'était le Choléra benin, peu redoutable le plus souvent, dans le mois de mai. Les accidens paraissaient marcher avec une certaine lenteur. Le traitement était aussi heureux que la forme de l'épidémie était favorable ; et l'on put apprécier toute l'efficacité d'une méthode adoucissante, secon-dée par quelques remèdes antiphlogistiques. Les moyens employés devenaient énergiques, si des circonstances graves l'exigeaient, ce qui arrivait de temps en temps.

C'est au 20 juin qu'il convient de faire remon-ter, dans le service où je me trouve, la réapparition croissante du Choléra, qui, depuis quelques jours seulement, paraît revenir au chiffre peu élevé du mois de mai. Nous le retrouvâmes alors avec cet appareil de phénomènes successivement mor-tels, avec cette complication de symptômes for-midables autant que divers, par lesquels il n'a cessé d'être reproduit depuis son invasion, et qui feront assurer par ceux que leur position oblige spécialement d'être les témoins de l'épidémie, qu'elle pourra quitter nos régions un jour, mais sans cependant se dépouiller graduellement de chacun des phénomènes qui la constituent. Le Choléra épidémique est *un* dans sa marche : cette marche peut être plus ou moins prompte, plus ou moins foudroyante. Par sa nature, le mal est mortel, comme tout virus ou poison délétère dont l'effet infaillible est d'altérer le principe vital, rapidement ou avec lenteur. C'est déjà un point important que de pouvoir arrêter ses effets, combattus à temps. Parviendrons-nous à les prévenir? Ce serait alors la découverte d'un spécifique.

La dernière période que j'envisage, depuis le 20 juin jusqu'au 20 septembre, renferme trois mois entiers, durant lesquels

sont entrés   342 hommes cholériques ;
sont morts   114   id.
sont sortis guéris   200   id.

Restant dans la salle le 20 septembre   28   idem, qui étaient tous, à l'exception de deux ou trois, en voie d'une prochaine guérison.

Ce résultat statistique montre que le tiers des malades seulement ont succombé, et que la plus grande partie d'entre eux ont pu devoir leur salut au secours de l'art. Il paraît que de plus grands succès ont été obtenus dans le service des femmes ;

mais je puis certifier aujourd'hui que l'avantage chez ces dernières dépendait de l'affection, qui, pour être plus grave en apparence, est plus légère en réalité, ainsi que de circonstances qui se lient à la constitution sexuelle. Depuis le 24 août, M. Bally se trouve chargé du double service des hommes et des femmes, et, depuis près d'un mois, il est aisé de remarquer que les différences sont toutes à l'avantage des femmes.

Sur 41 cholériques soignées par la méthode antiphlogistique,

        8 ont succombé,

     23 ont quitté l'hôpital,

et   10 sont presque guéries, à l'exception d'une seule, dont les jours sont en danger : elles achèvent, pour la plupart, sous nos yeux, leur convalescence.

Si l'on réunit les chiffres séparés sur le nombre des cholériques soignés dans le service médical de M. Bally, l'on pourra voir que, dans l'espace de près de six mois, sur 580 malades, dont la plus grande partie des hommes, 215 ont succombé. Ce relevé, qui comprend les cholériques, alors qu'on les perdait presque tous, puis à l'époque où l'épidémie avait une marche moins sévère, permet d'établir un rapport convenable entre le chiffre des décès et celui des individus guéris.

Depuis l'apparition du Choléra parmi nous, rien

3 *

n'a été négligé pour apprécier les singuliers phénomènes de ce fléau. Aussi, sans me livrer à un
examen approfondi de cette matière, je me per-
mettrai cependant d'appeler l'attention sur certaines particularités offertes dans les symptômes de
l'épidémie au mois de juillet.

Dans la période algide, soit que les accidens
eussent éclaté soudainement ou après quelques pro-
drômes, ce qui fatiguait le plus les malades, après
les crampes, c'était une barre douloureuse et com-
pressive, passant de l'un à l'autre hypocondre, à
travers l'épigastre et achevant parfois le cercle, en
se dirigeant vers les lombes. Ils en éprouvaient une
anxiété cruelle, une gêne insupportable dans les
mouvemens de la respiration. Les autres symptômes n'étaient aucunement modifiés : même pouls
imperceptible, mêmes battemens du cœur, qui,
par un contraste dont on n'a pas assez tenu compte,
sont presque toujours profonds, et qui conservent
une forte impulsion, même peu de temps avant
la mort. La lenteur que l'on observe dans ces battemens ne diminue pas leur énergie, remarquable
au milieu de l'atonie des autres organes : mêmes
crampes dont la violence torturait les malades,
principalement dans les extrémités inférieures ; et
si parfois il y avait absence de quelques-uns des
symptômes constans au mois d'avril, il faut dire
que souvent, même encore aujourd'hui, bien que

l'épidémie paraisse céder, le Choléra se retrace à nos yeux avec des caractères tout aussi terribles, que quand il nous affligeait le plus. Depuis trois mois, lorsqu'il y a des variations brusques et considérables de la température, nous le voyons survenir, avec son intensité première, chez des hommes et chez des femmes qui, du reste, en ont singulièrement favorisé l'attaque par des excès communs dans la classe malheureuse, durant certains jours de la semaine. Il est d'observation que nous avons toujours eu plus de nouveaux cholériques dans les deux premiers jours qui suivent le dimanche.

Il serait difficile de déterminer d'une manière rigoureuse la durée moyenne de la période *algide*, dite encore *violette*, *bleue*, *cyanique*. Quand elle était générale, nous l'avons vue persister trente heures, et même davantage. D'autres fois, quand elle avait duré dix heures, la réaction devenait manifeste : l'on s'écartera peu de la vérité, en disant que, chez nos cholériques, un peu plus ou un peu moins de vingt heures étaient la durée moyenne de cette période algide.

La réaction survenait-elle, la disparition de la teinte cyanique s'opérait plus ou moins promptement, et d'une manière non uniforme sur les diverses parties du corps. Les endroits de la peau où la coloration bleue, livide, et comme ecchymosée, s'en allait le plus lentement, étaient le scrotum et le pénis surtout. La cyanose de la peau faisait place à une teinte rosée, légère, assez vive souvent pour paraître enflammée aux coudes, aux genoux et aux malléoles. Quand des éruptions pourprées se manifestaient un peu avant la convalescence, c'était particulièrement au devant du tronc, sur la poitrine, sous la forme d'un demi-cercle, depuis la partie inférieure du col jusqu'au dessous des mamelons.

Soit que la période de réaction s'opérât d'une manière graduelle et modérée, ou au contraire avec des mouvemens désordonnés et violens, malgré l'état comateux dans lequel le malade se trouvait assez souvent plongé, les accidens inflammatoires avaient constamment leur siége dans l'appareil gastro-intestinal, comme les premiers symptômes de la maladie avaient eu là leur point de départ. L'observation exacte des phénomènes dans la réaction, la marche de celle-ci, ses caractères particuliers, l'examen des lésions sur les cadavres, tout enfin, nous a démontré que, dans cette période, le mal envahissait le tube digestif, par des congestions inflammatoires souvent intenses. Nous n'avons jamais observé d'inflammations cérébrales. Si le cerveau paraissait ressentir une influence fâcheuse des accidens abdominaux, c'était seulement par l'effet de cette sympathie qui lie tous les organes, et les rend solidaires les uns des autres.

L'on a recherché si le fléau épidémique pouvait

se compliquer d'une autre affection, ou si des maladies préexistantes ne devenaient pas un préservatif du Choléra : mais, d'après l'acception propre du mot, je ne saurais considérer comme une complication le concours simultané de lésions morbides entièrement indépendantes, comme l'était le Choléra avec le mal vénérien, avec des plaies, des ulcères, etc. La coexistence de ces affections qui n'avaient aucun enchaînement entre elles s'est présentée à notre observation. Du reste, les complications ont été rares. Il devait en être ainsi; car le nombre des jeunes gens qui, généralement, en présentent peu d'exemples, a été beaucoup plus considérable que celui des vieillards, chez lesquels les maladies peuvent se multiplier souvent. J'ajouterai même que nous avons rencontré peu de lésions organiques des poumons sur les cadavres des jeunes cholériques. Plusieurs fois nous avons vu l'ictère se manifester après la guérison de l'affection épidémique. La coloration jaune de la peau devenait alors très-prononcée : ce phénomène m'a paru la conséquence du Choléra, dont la violence avait réagi spécialement sur quelques-uns des points de l'appareil biliaire.

Quand on avait triomphé des accidens inséparables du Choléra, c'était avec une grande lenteur que les fonctions de l'économie reprenaient leur régularité première. Chez la plupart des individus

échappés au fléau, les phénomènes de la convalescence ont semblé nombreux, insidieux, remarqua-
bles enfin, comme ceux de la maladie qui les avait
précédés. M. Bally tient à soumettre pendant long-
temps, à son examen, les individus qui offrent
souvent les caractères propres aux convalescens
d'affections graves, comme l'expression altérée de
la physionomie, la détérioration quelquefois profonde dans les fonctions de l'appareil digestif et
des organes des secrétions, comme l'amaigrisse-
ment de tout le corps, l'excessive débilité, l'œdème
ou enflure des jambes, etc.; ce qui prouve combien l'économie conserve le ressentiment d'une
maladie qui l'a ébranlée et terrassée tout entière,
qui en a altéré tous les principes. C'était donc avec
raison que les rechûtes, qui étaient fréquentes,
devaient être redoutées, car elles étaient mortelles.
Un régime sévère, long-temps prolongé, et le
passage des individus en voie de guérison dans
une salle vaste et aérée, voilà les précautions qui
ont empêché la convalescence d'être plus souvent
pénible.

Il me reste à jeter un coup-d'œil sur les caractères principaux de l'épidémie chez les femmes
qui, depuis un mois, ont été soumises à mon examen : ce qu'elles m'ont offert de plus frappant,
c'est la gravité apparente que présentent les symptômes au moment où elles arrivent à l'hôpital. Le

visage ne peut pas avoir un aspect plus cholérique ;
en les interrogeant, on n'obtient aucune réponse.
Leur affaissement est extrême ; les forces sont
épuisées, les douleurs aiguës. Mais l'observation
apprend que, malgré des phénomènes aussi in-
quiétans, qui dépendent de l'épuisement du système nerveux, moins capable de lutter contre le
Choléra, et malgré la complexion généralement
délicate des femmes, on les relève aussi facilement
qu'elles se trouvent abattues. Les filles jeunes,
au contraire, d'une constitution robuste et mâle
en même temps, ont été bien plus promptement
victimes du Choléra, dans la période cyanique,
que les femmes d'un tempérament débile, et sus-
ceptible d'une longue résistance.

Parmi les remarques importantes qui peuvent
être tirées de l'étude de l'épidémie chez elles, le
fait suivant, arrivé il y a quelques jours, semble
digne d'être rapporté : il prouve jusqu'à quel point
les affections intenses, qui portent atteinte aux premières fonctions vitales, sont dans le cas d'être
transmises à l'individu qui tire de la personne
malade l'aliment qui fournit le plus à l'entretien
de sa vie. Il y avait encore (21 septembre) à l'hôpital, une femme âgée de vingt-sept ans, nommée Hanlet, qui a été sauvée d'un Choléra qui
paraissait devoir être mortel. Avant de tomber
malade, elle nourrissait sa fille, âgée de cinq

mois, bien constituée et toujours bien portante. Lors de son entrée à l'hôpital, on lui refusa celle de son enfant. Mais, trois jours après, M. Bally certifia que la vie de la mère, dont l'imagination était fortement affectée par l'éloignement de sa fille, se trouvait compromise, si l'on ne la lui rendait pas. Elle fut rapportée par le père, et allaitée de nouveau. Pendant vingt ou vingt-quatre heures, l'enfant ne parut pas s'en mal trouver. Mais, survient la diarrhée avec les caractères propres au dévoiement des cholériques, et les autres symptômes apparaissent successivement. Les traits du visage, qui avaient beaucoup de fraîcheur, se décomposent; les yeux s'enfoncent dans les orbites ; l'enfant, abattue , garde un repos, morne en quelque sorte; enfin, malgré une très-bonne complexion, elle s'éteignit avec tous les signes de la maladie qui avait déterminé dans ses intestins les mêmes altérations que chez les personnes adultes, comme nous pûmes le voir après la mort.

CHAPITRE III.

TRAITEMENT.

L'on s'accorde assez généralement à dire que, dans la maladie régnante, le traitement dont les résultats ont donné le plus d'avantages, était celui des symptômes. Agir d'après l'indication fournie par les phénomènes, d'après l'instinct du cholérique dans certains cas, d'après les lésions constantes, l'appréciation supposée du siége du mal, et surtout d'après les effets des moyens thérapeutiques dont chaque résultat était noté avec soin, telle a été la méthode de traitement que j'ai vu suivre. Si quelquefois des avantages ont été obtenus de la seule force médicatrice de la nature, le plus souvent les remèdes étaient actifs comme le mal qu'ils devaient combattre. Cette thérapeutique, qui consiste à attaquer les symptômes, m'a paru s'opposer aux désordres qui compromettaient si cruellement la vie ; et elle trouve dans l'assentiment à peu près général qu'on lui donne, la meilleure garantie de la préférence qu'elle obtient sur les autres.

Les moyens employés avaient pour but d'opposer un traitement spécifique propre à anéantir le poison cholérique, comme tant de médecins le

tentent encore , qu'à modifier les lésions inces-
samment croissantes du Choléra confirmé , et à
modérer les altérations profondes des phénomènes
vitaux. Ce traitement méthodique a reçu les modifications que chaque circonstance exigeait. Du
reste, dirigé, comme nous l'avons dit, contre la
cause la plus commune, contre les altérations les
plus constantes, il consistait dans les remèdes antiphlogistiques (1), d'une part, et de l'autre, dans
la stimulation de la peau. C'est par cette médecine difficile, sans doute, quoique simple , que les
progrès du mal ont été enrayés, et que la puissance
de la nature m'a semblé le mieux secondée. Il n'est
pas question ici de cette forme légère dans l'affection cholérique, dont il est aisé de triompher par
des soins promptement administrés, ou de ces cas
facilement curatifs, et qui cédaient ordinairement
à des émissions sanguines locales, secondées de
boissons émollientes, ou à une simple dose vomitive d'ipécacuanha, de tartre stibié, ou enfin à un
léger purgatif. Mais j'envisage ces cas bien autrement graves, où la régularité des fonctions de la
vie était troublée : ils réclamaient le plus souvent
l'emploi d'un traitement énergique.

On se rappelle que la médecine était, à cette époque, aux prises avec des hommes adultes pour la

---

(1) M. Breschet , chirurgien de l'Hôtel-Dieu , eut recours
à la saignée et aux ventouses scarifiées , dès la fin de mars.

plupart, qui, pour paraître anéantis, n'en avaient pas moins les sources d'une force intérieure, laquelle n'existait que rarement chez les femmes. Celles-ci m'ont paru seules offrir les nuances du Choléra nommé improprement nerveux : elles pouvaient réclamer à un moindre degré l'usage d'un traitement débilitant en apparence, bien que dirigé selon la nature des lésions.

Rappeler la chaleur du centre aux extrémités glacées, chercher à déterminer une diaphorèse abondante, tel était le but auquel tendait M. Bally, qui employait en outre, la méthode citée plus haut : il se tenait prêt à combattre les accidens inflammatoires qui étaient la conséquence, non du traitement, mais du mal lui-même. Dans le mois de juin surtout, sans renoncer au traitement antiphlogistique, suivi dans le mois d'avril, nous avons essayé d'obtenir une chaleur artificielle graduellement produite, employée à l'extérieur seulement, et non au moyen de remèdes toniques, ou excitans, mis en contact avec la membrane muqueuse digestive. Les soins ordinaires semblaient insuffisans pour ranimer, chez le cholérique algide, le principe de vie, près de s'éteindre. Alors pour redonner à l'appareil circulatoire, devenu de plus en plus circonscrit, sa première étendue, et pour développer avec lui la chaleur naturelle, la seule qui soit vitale, M. Bally eut recours à des appareils nommés *sudatorium*, différens, selon le mode de chaleur que l'on veut développer. L'un procure une chaleur sèche, c'est le *sudatorium* du docteur d'Anvers; l'autre, avec la chaleur, dégage une vapeur humide dans le lit du malade; il est connu sous le nom de *sudatorium cracovien*. Le premier fut employé sur trois malades, avec les ménagemens nécessaires, pour obvier aux incommodités qui pouvaient résulter d'un dégagement trop considérable de calorique; et trois fois j'ai remarqué un inconvénient inhérent au moyen même : c'était de communiquer une chaleur étouffante du côté de la poitrine, de provoquer une sueur abondante de toutes les parties supérieures, tandis que les pieds et les jambes restent froids dans le bas du lit où la température est peu élevée, bien que ce soit l'endroit de l'appareil d'où naisse le calorique.

Quant au *sudatorium cracovien*, loin d'être avantageux, il m'a paru donner lieu à des inconvéniens, déterminés par la vapeur. Le *sudatorium* du docteur d'Anvers donne seulement de la chaleur; pour la vapeur, il la laisse venir du corps même; il met celui-ci en état d'en dégager. L'autre appareil, fournissant chaleur et vapeur en même temps, fatigue le cholérique, l'accable, et paraît devoir hâter sa fin.

Observation. Le 5 juillet, mourut le nommé P..., âgé de quarante-cinq ans, amené à l'Hôtel-Dieu dans un état désespéré. Le *sudatorium cracovien* le réchauffa pourtant ; mais il n'avait communiqué à son corps tout glacé qu'une humidité semblable à celle qui se dépose sur tout corps inerte plongé dans une atmosphère remplie de vapeur. Cet appareil, en un mot, qui peut être d'une grande utilité chez les individus affectés de rhumatismes, ou d'autres maladies, ou même qui sont privés de chaleur, sans avoir pourtant le froid cholérique, ne me semble pas applicable aux cas extrêmes auxquels il était exclusivement consacré ; il m'a paru accélérer la mort.

Le plus souvent, l'on parvenait à réchauffer le cholérique algide par tous les moyens que savent employer, d'une manière sûre et prompte, les personnes attachées spécialement à leur service. Après ces premiers soins, l'on pratiquait une saignée du bras, non constamment, mais selon l'urgence de l'indication. Le temps, des efforts, la patience, voilà les moyens qui nous faisaient obtenir du sang noir, couleur et consistance de gelée de groseilles, souvent en quantité suffisante. La saignée était-elle impraticable, avec des ventouses suivies de scarifications profondes, appliquées sur les parties souffrantes, on poursuivait la douleur de l'épigastre, de la région ombilicale, des flancs, de tous les endroits où elle siégeait. Aux ventouses et sur elles, comme sur les piqûres de sangsues, l'on faisait succéder l'application d'un large sinapisme. On avait recours ensuite à un bain très-chaud, et les membres inférieurs étaient recouverts de cataplasmes de farine de graine de moutarde.

Pour modérer les crampes, dans les mois de juin et de juillet, on administrait avantageusement des lavemens d'amidon, avec addition de vingt ou trente grains d'extrait de valériane, lesquels paraissaient exercer une action sédative, calmer assez bien les contractions convulsives et désordonnées des membres. Les propriétés de la valériane, qui stimule l'organe avec lequel elle est en rapport, sans l'exciter toutefois, et qui réagit sur le reste de l'organisme, en accélérant la circulation, ne devinrent efficaces que dans les circonstances où la maladie était peu violente. L'on y a renoncé, et depuis la fin de juillet, j'ai vu M. Bally arrêter d'une manière heureuse les crampes et le dévoiement avec des lavemens composés de :

Décoction de guimauve . . . . . six onces.
Amidon. . . . . deux gros.
Huile d'amandes douces. . . . . une once.
Camphre . . . . un gros.

L'huile, en rendant le camphre plus diffusible, faisait obtenir une médication diaphorétique : ce lavement, que le malade conservait le plus long-temps possible, était donné à deux ou trois reprises.

Durant la période algide, les cholériques pre-

naient de l'eau à la glace, boisson qu'ils sollici-
taient tous. Quelques fragmens de glace, sur lesquels était exprimé du suc de citron, donnés à des
intervalles mesurés, contentaient leur goût, et
faisaient pénétrer dans l'estomac une quantité de
liquide qui ne provoquait pas de vomissemens,
comme les tisanes chaudes.

Lorsque les vomissemens avaient cessé, pourvu
que l'on évitât de donner des boissons ou excitantes
ou trop copieuses, leur choix devenait peu important. En suivant le goût du malade, surtout dans
la réaction, on lui laissait boire de la *limonade*
très-légère et peu sucrée, de *l'eau de Seltz* coupée
avec beaucoup d'eau, du *petit lait* avec addition de
*dix à quinze grains de sulfate acide d'alumine et de
potasse par pinte*, de la *bière* très-étendue, de
l'eau acidulée par quelques gouttes de vinaigre,
etc., etc. Je ne passerai pas sous silence l'emploi
du *vinaigre pur*, donné dans deux cas de Choléra
bleu, sur la recommandation pressante de quelques
médecins. Il fut administré par cuillerées, d'heure
en heure ; mais sa réputation ne m'a aucunement
paru méritée. Il n'en est pas tout-à-fait de même
de *l'eau de Cologne*, que l'on a fait prendre dans
deux ou trois cas, en faible quantité. Dans l'opinion de M. Bally, l'eau de Cologne ne rentre pas
dans la catégorie des remèdes empiriques. Les dif-
férentes espèces d'huiles essentielles, très-diffu-

sibles, qui entrent dans sa composition, la rendent propre à pénétrer la circulation et à lui donner de l'activité. Bien qu'employée peu de fois, et concurremment avec d'autres moyens, elle ne me semble pas aussi inutile que le vinaigre.

Dans les cas d'épuisement extrême des forces, on usait, mais très-sobrement, *d'infusions toniques, théiformes;* le *punch* a été employé rarement. Quelquefois, dans des circonstances très-graves, pour solliciter la réaction, j'ai vu administrer la *poudre d'ipécacuanha* à doses réfractées, c'est-à-dire, en petites quantités, mais répétées de demi-heure en demi-heure, ou plus souvent.

Il ne faut pas confondre les motifs qui ont engagé M. Bally à prescrire tantôt l'*ipécacuanha*, tantôt le *tartre stibié*. J'ai fait connaître les raisons qui l'ont engagé à recourir à l'emploi du premier de ces médicamens; le second a été administré à *dose vomitive*, dans la période cyanique, quand un enduit muqueux, épais et blanchâtre sur la langue, était un indice d'embarras gastrique. L'on se tenait en garde alors contre tous les accidens inflammatoires que pouvait susciter ou la médication excitante indiquée plus haut, ou le vomitif dont je viens de parler.

Mais le plus ordinairement, lorsque la maladie avait un fâcheux caractère, c'était à l'usage des *stimulans extérieurs*, des *révulsifs cutanés*, que l'on se livrait le plus volontiers; ainsi, des *moxas* étaient brûlés aux endroits douloureux : sur les piqûres de sangsues, ou les scarifications de l'abdomen, on mettait un *emplâtre de tartre stibié,* des *vésicatoires* aux jambes ou aux cuisses, etc.

Je n'acheverai pas le traitement de la période algide du Choléra, sans faire connaître les détails suivans qui s'y rapportent.

Au mois de juillet, dans le temps où les cholériques arrivaient chaque jour en grand nombre dans la salle Saint-Landry, frappés moins de la quantité des malades que de l'intégrité des facultés intellectuelles chez ces malheureux, même au moment où toute fonction vitale allait cesser, nous étions affligés de l'inutilité des remèdes les plus rationnels. Il était difficile de supporter l'aspect du cholérique, qui ne différait d'un cadavre que par des marques répétées d'intelligence, et l'on ne pouvait se défendre d'émotion, quand on se voyait condamné à n'être que le spectateur obligé de la mort. Si le médecin, pendant long-temps, et dans ces cas extrêmes, ne semblait tenter des remèdes que pour éviter d'être taxé d'incurie, fallait-il toujours renoncer au malade, qui vous invite quelquefois à employer toutes les ressources de la médecine, l'abandonner, en un mot, en désespoir de cause ? Pour nous, cédant à une impulsion qui nous paraissait préférable au découragement et à une inaction apathique qui offense l'humanité ;

guidés, en outre, par quelques faits qui semblaient rendre nos tentatives rationnelles , nous avons continué l'emploi de la *saignée, considérée alors comme déplétive*. En débarrassant le système vasculaire d'une portion de ce sang qui, par son épaisseur , met obstacle à la circulation , on facilitait la puissance de l'action vitale du cœur, laquelle se conserve jusque dans les derniers momens, comme nous l'avons dit, et, par-là, l'on rendait plus libre le mouvement circulatoire réduit aux principaux troncs artériels et veineux.

Par des saignées générales et locales, j'ai remarqué que l'on pouvait triompher de la stase des vaisseaux capillaires ; et si , retirer du sang , ce n'était pas combattre la cause principale ou première de la maladie , c'était agir au moins contre la cause immédiate de la mort. Depuis long-temps nous avons appris que celle-ci n'arrive que par le défaut de la circulation qui cesse successivement des capillaires aux branches artérielles et veineuses, des branches aux troncs principaux, et de ceux-ci au cœur, qui est, je le répète, le dernier organe de l'appareil circulatoire qui s'éteint. Ces résultats de l'observation , qui nous ont conduit à des idées supposées, auxquelles je chercherai, dans un autre chapitre, à donner quelque fondement, me fortifient dans la conviction que, chez le cholérique algide, alors qu'un reste d'intelligence seulement prouve que le corps n'est pas réduit à la matière et à l'état de cadavre, si le médecin, qui ne veut pas être inactif, tente une méthode de traitement, il devra recourir à la saignée déplétive.

J'ai vu M. Bally employer tous les procédés qui rendent les émissions sanguines praticables. Les sangsues et la saignée pratiquée aux veines du bras ou du pied sont-elles sans effet, de même que les ventouses scarifiées et les saignées de l'artère temporale, celle-ci étant vide de sang, celles-là incapables de déterminer la fluxion sanguine locale dans une partie où ce liquide est stagnant? Je n'hésiterais pas à user d'un moyen qui n'a pas toujours été sans succès; c'est l'ouverture de l'une des artères, qui, par sa situation et son calibre, fait encore partie du cercle rétréci parcouru par le sang. L'artère radiale me semble dans ces conditions : ouverte près du poignet, avec les précautions indispensables, elle donnait issue à un écoulement de sang dont l'effet était salutaire. La réaction a été plus d'une fois favorisée par l'emploi de ce moyen, et un des malades lui a dû évidemment sa guérison.

Observation. Lecolas, (Jean-Auguste), dix-sept ans, aubergiste, demeurant rue de la Vannerie, n°. 17, est atteint de la maladie épidémique vers le 13 juillet. Traité sans succès en ville, il est amené le 15 au soir à l'Hôtel-Dieu. Le lendemain matin, il se trouvait dans un état de mort imminente, annoncée par le refroidissement de tout le corps et une teinte cyanique générale. Il ne s'était rien écoulé de l'ouverture des veines du pli du bras. La section de l'artère radiale droite étant opérée, j'obtins avec lenteur une quantité de sang convenable (1) (six à sept onces au moins). Je n'ai pas besoin de dire qu'après la saignée, je fis la ligature de l'artère. La réaction, qui succéda promptement à cette saignée, n'offrit rien de désordonné, et le malade, rétabli, put quitter l'hôpital le 31 juillet. La guérison de la plaie qui avait été le résultat de l'ouverture de l'artère radiale, se trouvait presque complète.

En général, après un traitement semblable et après des moyens antiphlogistiques en rapport avec l'intensité des symptômes, la réaction était moins inquiétante que quand elle était déterminée par des remèdes stimulans. Si, aux yeux de quelques praticiens, ces derniers paraissent utiles, je crois qu'il serait convenable de les employer à l'extérieur seulement. Introduits dans l'estomac, les toniques ne peuvent qu'accélérer une circu-

______

(1) La couleur du sang était assez rouge ; ce fluide avait l'apparence artérielle, chez ce malade, dans la période algide dite *asphixique*, comme chez cinq ou six autres cholériques gravement affectés, auxquels je retirai du sang par l'ouverture de l'artère radiale.

lation devenue très-limitée ; ils précipiteront les mouvemens du cœur, déjà tumultueux et trop vifs, et n'ajouteront rien directement, nous le pensons, aux principes immédiats du sang, qui paraissent seuls lésés. Je conçois que les stimulans appliqués sur les membres et sur la périphérie du corps, peuvent disposer ces parties à recevoir plus promptement le fluide sanguin, dont le retour non forcé s'opérera graduellement dans les vaisseaux, sans avoir reçu l'impulsion exagérée que déterminent les boissons excitantes : en un mot, la réaction ne sera pas aussi morbide.

Quand celle-ci survenait, la base du traitement était la même. Plus que jamais, l'appareil anti-phlogistique pouvait être efficace; mais il est un fait que je ne dois pas oublier, c'est que les choériques, dans le service des hommes, ont assez rarement présenté des affections inflammatoires profondes et intenses ; nous en avons perdu un petit nombre dans cette période, tandis que le contraire paraît avoir été observé là où les malades étaient exclusivement soumis à l'emploi des remèdes toniques.

La médication de M. Bally semblait favorable même à la convalescence : elle était lente, sans doute; mais, le plus souvent, les malades ne devaient imputer qu'à leurs imprudences sa prolongation. L'on ne rencontrait pas de ces accidens inflammatoires locaux, de ces engorgemens des parotides; l'on ne voyait point de ces symptômes nerveux qui me paraissent dépendre de l'action de certains remèdes avec lesquels les atteintes du Choléra ont été combattues. Ainsi, en comparant la réaction qui succède aux moyens antiphlogisti-ques, à celle suscitée par les stimulans et les toni-ques, j'ai vu que cette dernière était constamment excessive, et comme *torporeuse*. La première n'a jamais cessé d'être modérée, même quand elle devenait mortelle : elle n'était que la conséquence inévitable des premiers symptômes.

La réaction s'accompagnait-elle d'une diarrhée opiniâtre, j'ai vu prescrire avec avantage *l'eau de riz gommée*, avec addition de la sixième partie d'une *infusion de menthe*, laquelle était destinée à tonifier légèrement l'eau de riz, qui est trop froide par elle-même.

Dans cette période, remarquait-on certaines formes d'affections spéciales de l'estomac, caracté-risées par des vomissemens nerveux, le *sous-ni-trate de bismuth*, employé pour les combattre à la dose de six ou huit grains, n'a été suivi d'aucun résultat.

Je ne parlerai pas d'une foule d'autres moyens qui ont été opposés à certains phénomènes mor-bides, et dont l'usage n'a pas été constant. La *com-*

pression circulaire des membres, exercée pour calmer les crampes, a réussi dans un des trois ou
quatre cas dans lesquels elle a été employée. Il en
a été de même de l'application immédiate de *quelques
gouttes d'opium sur le tissu cellulaire sous-cutané*,
après une incision faite sur la peau, et à l'endroit
le plus rapproché des contractions convulsives, etc.
En général, les moyens que l'on dirigera contre les
symptômes dépendans d'une lésion plus profonde
et plus éloignée, sans être d'aucune action sur
celle-ci, devront avoir un bien faible degré d'utilité. Attachez-vous à combattre la maladie de l'appareil gastro-intestinal, dont les fonctions sont
dans un trouble prodigieux, et vous calmerez par-
là les accidens consécutifs qui en dépendent.

Je passerai également sous silence l'énumération
d'un grand nombre de remèdes divers, préconisés
devant M. Bally par des personnes qui croyaient
avoir découvert un spécifique (1). Parmi ces remèdes, quelques-uns ont été éprouvés, et n'ont déter-

____

(1) Le *Guaco*, plante de l'Amérique méridionale, annoncé
comme un spécifique contre le Choléra (V. le Constitution-
nel du 26 septembre dernier), n'a pas retardé la mort du
nommé Jourde, 72 ans, ouvrier en perles, qui est entré
le 27 septembre, avec les symptômes de la maladie tels qu'on
les retrouvait au mois d'avril. Pour plus de détails sur cette
observation, je renvoie à la Gazette médicale du 14 octobre
1832.

miné aucun effet appréciable. Aussi, suis-je con-
vaincu que les efforts des médecins, dirigés vers
un tel but, sont encore plus infructeux que ceux
obtenus par le praticien qui obéit aux règles d'une
thérapeutique rationnelle et sévère.

CHAPITRE IV.

DE QUELQUES LÉSIONS ANATOMIQUES.

Je m'étendrai peu sur les altérations offertes par les ouvertures de cadavres. Pour avoir une connaissance exacte de l'anatomie pathologique et de l'histoire du Choléra en même temps, il suffit de lire le traité publié, il y a deux mois, par M. le professeur Bouillaud.

Depuis le 20 juin, les lésions auxquelles le Choléra semble donner naissance, ont été recherchées sur quatre-vingt-quinze cadavres environ. Nous les avons trouvées les mêmes que celles imparfaitement observées dans le mois d'avril, lorsque l'encombrement des morts et les soins qu'exigeaient les malades, étaient autant d'obstacles à ce genre d'étude.

Les nécropsies ont été faites pour la plupart sous les yeux de M. Bally, qui notait chaque lésion découverte par le scalpel, après un examen sévère.

Dans ces recherches cadavériques, minutieuses

et pénibles , j'étais secondé par mon ami M. Da-
riste, attaché en qualité d'élève externe, au même
service que moi.

Voici les observations pathologiques qui ont particulièrement fixé notre attention.

La cyanose disparaissait plus promptement aux
membres inférieurs , qu'aux épaules , aux bras et
aux mains. Il n'existait jamais de lividité aux on-
gles des pieds, quand ceux des mains conservaient
encore une teinte très-foncée; ce qui, du reste ,
avait également lieu pendant la vie.

Le système nerveux a offert sans cesse une intégrité parfaite.

L'appareil pulmonaire a paru toujours exempt
de lésions qui eussent quelque rapport avec le Choléra. Assez souvent , sur les gros rameaux bron-
chiques, l'on voyait une simple injection du réseau
sanguin de la membrane muqueuse : il était im-
possible de reconnaître la plus légère trace d'une
autre altération.

Les cavités droites du cœur renfermaient un
sang noir, visqueux, quelquefois pris en caillots
fibrineux ou gélatiniformes , mais petits et peu
consistans. Le ventricule gauche était vide : dans
quelques cas fort rares, son tissu s'est montré légèrement ramolli.

Depuis la fin de juillet , sur tous les cadavres
des cholériques morts dans la période algide, nous

avons remarqué une infiltration sanguine dans le tissu cellulaire sous-séreux du cœur, surtout aux endroits où rampent les vaisseaux coronaires.

M. le docteur Double, dans le rapport sur le Choléra, qu'il a lu à l'Académie de Médecine, les 28 et 29 juillet 1831, parle de ce fait signalé par M. Marcus de Russie, qui a observé comme nous « des taches foncées et comme des sortes d'ecchymoses, à la surface extérieure du cœur et à sa partie postérieure. »

Ces ecchymoses, assez étendues souvent, semblables à des petits foyers apoplectiques quand elles étaient incisées, paraissaient produites par la rupture des vaisseaux qui nourrissent le tissu du cœur.

M. Bally rend aisément raison de ce fait : comme le cœur bat toujours chez les cholériques, même sur la fin de la vie, les mouvemens énergiques de cet organe finissent par rompre quelques ramifications de ses propres vaisseaux, dans le temps surtout où la circulation est réduite au cœur, et aux gros troncs qui l'environnent.

Si l'histoire du Choléra peut tirer des avantages de l'anatomie pathologique, c'est en rapprochant les lésions toutes identiques, dont le tube digestif est le siége : c'est là que se succèdent, pendant la vie, les plus graves phénomènes, et que se retrouvent les désordres les plus grands après la mort.

Sans avoir la prétention d'ajouter rien de nouveau aux recherches faites par plusieurs maîtres
habiles sur l'*affection granuleuse* du tube digestif,
je rappellerai que cette affection n'a pas un même
aspect dans toutes les parties où elle existe (1).

Dans l'estomac, près du cardia, dans le duodé-
num, près de la valvule pylorique, dans le cœcum,
et souvent dans le colon, elle diffère de celle que
présente l'intestin grêle, par un orifice qui se présente au centre de chaque granulation, sous l'apparence d'un point noir, tandis que sur la circon-

---

(1) J'ai cru que les médecins placés dans les endroits où
les investigations cadavériques sont impraticables, et que les
personnes même étrangères à la médecine, désireuses, pour
la plupart, de connaître le résultat des recherches destinées à
étendre les documens sur le Choléra, verraient avec intérêt
la figure d'une portion d'intestin malade. Cette figure me
semble propre à donner une idée nette de l'altération la
plus constante dans le Choléra. Le mérite de l'exécution
du dessin et de la gravure, appartient à M. A. Chazal, dont
le nom se rattache à la publication de l'important traité de
l'anatomie pathologique par M. le professeur Cuveilhier.

Pour éviter de donner une impression exagérée de la lésion
que je signale, j'ai choisi exprès un intestin dans lequel les
granulations ont l'apparence qui leur est la plus commune.

J'ai remis des exemplaires de cette planche à M. le chevalier Panvini, qui est dans l'intention de faire paraître un
dessin étendu des lésions du Choléra. Ce médecin, envoyé
par le gouvernement de Naples, pour observer le fléau épi-

férence existe une zône ou cercle étroit de couleur
noire, que l'on aperçoit bien en plaçant la partie où
elle a son siége entre une vive lumière et les yeux.

Dans l'intestin grêle, nous avons toujours rencontré ces granulations plus ou moins nombreuses,
plus ou moins apparentes, sauf deux ou trois fois,
sur quatre-vingt-quinze nécropsies à peu près.
Elles ne permettaient pas , le plus souvent, de
distinguer à l'œil nu un orifice sur leur centre.

Dès le mois d'avril, nous les avions constatées,
mais moins fréquemment que dans la suite : peut-
être notre attention était-elle moins dirigée vers ce
point-là.

La membrane muqueuse sur laquelle elles re-
posent, sans adhérer au tissu sous-jacent, est
blanche comme la matière crêmeuse qui baigne les
parois intestinales : elle est saine, souvent exempte
de toute rougeur et de toute inflammation, à moins
qu'un commencement de réaction n'ait déterminé
les lésions inflammatoires que l'on trouve constamment alors dans l'estomac et dans les intestins.
Aussi, après la disparition de l'état algide, ces granulations se trouvent-elles rares, isolées, moins
développées, et comme perdues au milieu de l'in-

---

démique à Paris, montre la plus grande détermination, en
n'abandonnant, dans aucune circonstance, les lits des cho-
kériques, ni nos salles de dissection.

jection sanguine très-vive de la membrane muqueuse.

 L'intestin grêle offrait souvent un aspect singu-
lier déterminé par l'affection granuleuse, quelquefois tellement confluente, surtout à la fin de l'iléon,
que l'œil ne distinguait plus que des plaques iné-
gales de plusieurs pouces de longueur. Les *plaques
de Peyer* étaient étrangères à cette maladie : on
les distinguait dans leur place, souvent hypertho-
phiées, mais respectées par la lésion, qui ne les
envahissait jamais.

Les granulations étaient-elles très-prononcées,
le contact de l'air ne causait leur affaissement et
leur disparition que quand la membrane muqueuse
commençait à se décomposer, ce qui avait lieu
promptement, à cause de l'été. Peu saillantes, elles
cessaient bientôt d'être visibles, par leur exposition
à l'air.

 Assez ordinairement, après avoir incisé les té-
gumens de l'abdomen, il suffisait de presser l'intestin grêle entre les doigts pour éprouver une
sensation d'empâtement, à cause du liquide blanc,
comme crêmeux, qui remplit sa cavité, et pour
sentir en même temps à travers ses parois les granulations développées çà et là comme de petits
corps sablonneux. On les retrouvait dans l'appen-
dice cœcale, et jusque dans les prolongemens digi-
tiformes ou diverticules qu'offrait l'intestin grêle
de quelques cholériques.

Nous avons examiné avec soin plusieurs de ces granulations prises dans le jéjunum et l'iléon, sans orifice central apparent, à l'aide du microscope achromatique de M. Vincent Chevalier aîné, dont l'obligeance nous a rendu nos recherches faciles. Au moyen de ce microscope, avec lequel l'image des plus petits objets est vive et très-nette, nous avons reconnu deux orifices au moins, et souvent trois, près du centre ou des bords de chaque granulation, dont le volume naturel n'aurait pas surpassé un grain de millet.

Il ne faut pas croire qu'il est nécessaire, pour distinguer l'affection granuleuse des intestins, que le sujet ait été long-temps sous l'influence des tourmens du Choléra. Nous avons vu ces granulations bien apparentes après douze heures, à dater de l'invasion instantanée du mal. Volumineuses ou non, récentes ou paraissant exister depuis plusieurs jours, elles laissaient voir, quand elles étaient incisées, une matière blanche un peu molle.

Comme des remarques plus étendues sur ce point d'anatomie pathologique, ne me conduiraient qu'à confirmer sous les autres rapports les observations de MM. Serres et Nonat, et de M. le professeur Bouillaud, je renvoie aux travaux de ces estimables auteurs.

CHAPITRE V.

SIÉGE PRÉSUMÉ DU CHOLÉRA-MORBUS.

Cette affection granuleuse des intestins, qui s'est reproduite sur presque tous les cadavres, a été un sujet de hautes réflexions pour les médecins qui se sont occupés des lésions anatomiques dans le Choléra. Depuis long-temps, M. Bally supposa qu'il pouvait exister quelque corrélation entre le liquide blanchâtre dont le tube intestinal des cholériques est rempli, l'affection granuleuse signalée, et une lésion difficile à démontrer, sans doute, mais que le raisonnement peut très-bien admettre, des vaisseaux chylifères ou absorbans du tube intestinal. Cette idée, que nous considérons comme une *hypothèse*, avait besoin de recevoir quelques preuves de l'examen anatomo-pathologique des vaisseaux absorbans supposés malades, et considérés comme la cause première des accidens cholériques. De telles recherches minutieuses ont été plusieurs fois répétées par M. le docteur Amussat, chi-

rurgien non moins distingué qu'anatomiste habile, qui, sur l'invitation de M. Bally, a exécuté
ces injections délicates qui permettent de suivre les
altérations des organes jusque dans les vaisseaux
les plus ténus.

Sur cinq ou six cadavres, les lymphatiques des
intestins ont été cherchés ; ils étaient difficiles à
injecter : généralement peu visibles, ils ne devenaient reconnaissables que dans certains points de
l'abdomen. Nous les avons trouvés très-fins, *vides*,
avec un peu de rougeur sur leurs parois, déterminée par l'injection vasculaire, et une stase sanguine évidente. Nous n'avons pas pu les voir s'a-
boucher avec les villosités intestinales, ramper sous
la membrane muqueuse, traverser le mésentère,
et se rendre à la *citerne* ou *réservoir de Pecquet*.

Je pars du fait anatomique bien établi, que
les lymphatiques des intestins, nommés encore
vaisseaux *lactés* ou *chylifères*, naissent en très-
grande partie de la tunique muqueuse ou villeuse
du tube digestif; qu'ils ont leur point de départ
dans les cryptes muqueux qui communiquent immédiatement avec la cavité de l'intestin grêle, et
qui absorbent les fluides blancs qui constituent le
chyle ; que ce dernier est reporté par une circulation particulière, des radicules, puis des vaisseaux
lympathiques dans le canal thoracique ou réservoir
de Pecquet, après avoir traversé ces petits organes

d'élaboration nommés ganglions mésentériques, que souvent nous avons vus altérés; enfin, que ce chyle se mêle avec le sang, auquel il sert de nutrition.

Je pars surtout du fait reconnu des anatomiste, que ces vaisseaux ont des orifices ouverts à la surface des villosités intestinales, aperçus et comptés par Cruiskank, que leurs radicules consistent, selon Lieberkun, en de *petites ampoules érectiles*, qui forment ces villosités si peu saillantes en état de santé, et que Bichat appelait *suçoirs* (voyez Adelon, *Physiologie*), pour asseoir la théorie hypothétique, sur laquelle M. Bally suppose que l'on pourrait fonder la nature et le siége du Choléra.

Pour moi, je crois trouver dans cette supposition, l'explication d'un certain nombre de phénomènes, de symptômes et de signes par lesquels le Choléra marque son existence.

Cette affection présumée des vaisseaux lymphatiques de l'appareil gastro-intestinal, me semble suffisamment caractérisée d'une part, par l'existence des follicules tuméfiés qui représentent des ampoules et des saillies dans l'intestin; en second lieu, par l'état de vacuité dans lequel, jusqu'à présent, les vaisseaux lactés ont été aperçus ; enfin, par l'apparence inflammatoire qu'ont présentée, en général, et les vaisseaux chylifères, et surtout les glandes destinées à élaborer les produits de ces vaisseaux. Bien que les lésions des chylifères n'aient pas été assez constatées , je crois que les altérations très-prononcées des villosités intestinales suffiraient seules pour expliquer la maladie, si peu visible du reste, de tout l'appareil lymphatique (1).

Cette maladie consisterait dans une circulation inverse, une marche rétrograde des liquides blancs ou du chyle. Ce dernier, par une contraction *anti-péristaltique* des chylifères , au lieu d'être reporté dans le sang , pour l'alimenter, refluerait dans l'intestin et l'estomac, malgré la résistance qu'opposent alors en vain les valvules (2) des lymphatiques ; il ferait irruption dans la cavité gastro-intestinale, en refoulant en dedans de l'intestin les villosités qui deviennent alors exubérantes et saillantes sous

------

(1) Dans la nécropsie d'un cholérique, nous avons été récemment témoins d'un fait qui fortifie singulièrement cette doctrine. En voulant examiner avec une forte loupe les granulations intestinales , le lavage les faisait complètement disparaître ; nouvelle preuve que ce ne sont que des bouches saillantes.

(2) M. le professeur Magendie, ce savant anatomiste, qui enrichit tous les jours la science physiologique d'expériences lumineuses autant que hardies, dit que l'existence de ces valvules ou soupapes, n'est pas constante ; ce qui rendrait plus facile le retour du fluide. (Voyez Précis élémentaire de Physiologie , 2e. édit., tome 2, p. 177.)

forme d'ampoules. L'irritation que cause le retour des liquides lactés suffit pour entretenir leur gonflement et produire leur agglomération. Voyons maintenant si les phénomènes du Choléra sont susceptibles de se lier à l'hypothèse que nous avançons.

La matière rejetée par les cholériques n'est ni plus blanchâtre, ni plus visqueuse, ni d'une autre consistance que celle du chyle ; comme ce dernier, elle a une odeur spécifique qu'on compare avec raison à celle du sperme ; elle a la même saveur douce, pour nous qui l'avons goûtée. Soumise à l'ébullition, elle se concrète comme le fait le chyle, et se partage en très-peu de caillots flottans et en liquide semblable à l'eau, lequel est toujours abondant, parce qu'il y a mélange de chyle et de boissons prises par le cholérique, dont la soif est ardente.

Maintenant, la cause de cette affection spéciale des lymphatiques nous échappe, comme celle d'un grand nombre d'affections propres à certains appareils ; mais je conçois plus que jamais que la nature des substances ingérées influera singulièrement sur la production de cette maladie. Celle-ci tient-elle à une altération inappréciable des produits du chyle et de ses parties constituantes, ou à une lésion des vaisseaux mêmes, que l'anatomie pathologique et le scalpel ne pourront guère démontrer, ou bien à la maladie et des vaisseaux et du liquide que ceux-ci charrient tout à la fois ?

Ce qui permet d'apprécier la contraction antipéristaltique des lymphatiques, laquelle agit en sens
contraire aux causes motrices du fluide, c'est la
difficulté qu'éprouvent l'estomac et les intestins à
recevoir les liquides introduits par la bouche, durant la violence du Choléra. Plus les substances que
reçoit alors l'estomac se trouveront en faible quantité, moins les causes que nous avons vues s'opposer aux puissances motrices du chyle exerceront
leurs influences. C'est ainsi qu'il est reconnu que
moins un cholérique prend de boisson, moins les
vomissemens sont opiniâtres.

On sait que le chyle, dans tout le trajet qu'il
parcourt avant d'arriver au sang, ne reste pas iden-
tique ou blanc, mais s'animalise au contraire de
plus en plus, comme l'ont prouvé les expériences
comparatives faites sur la matière chyleuse prise depuis l'intestin jusqu'aux premiers ganglions mésentériques, et sur la matière recueillie avant son arrivée au réservoir de Pecquet. En cet endroit, le
chyle cesse d'être clair et aqueux, pour prendre une
couleur rougeâtre ; il laisse déposer un cruor d'un
rouge écarlate : ce fait a été démontré par Vauque-
lin. Ne pourrait-il pas en résulter que le liquide
rouge et sanguinolent, rendu par les selles chez
quelques cholériques dans un état désespéré, dé-
pendît du mouvement antipéristaltique des chylifères, non-seulement dans les premiers vaisseaux,

mais aussi dans les plus profonds, où le chyle s'est de plus en plus animalisé, où il a acquis ce perfectionnement graduel qui va le rendre propre à devenir du sang destiné à être mis, par l'appareil pulmonaire, en état de nourrir les organes ?

On peut s'expliquer pourquoi le Choléra se montre le plus fréquemment, quelques heures après que des matières alimentaires ont été introduites dans l'estomac, et pendant la nuit, dans le temps où la digestion est très-active, et où le passage du chyle s'opère pour l'entretien du sang. Si, dans certaines circonstances, il n'y a presque pas de matières blanches vomies, et si, à la mort, on trouve très-peu de liquide crêmeux dans la cavité des intestins, c'est que hors la digestion, comme on sait, il ne se produit qu'une très-faible quantité de chyle. Le Choléra survient-il, alors peu de vomissemens, peu de déjections : des faits nombreux démontrent qu'il en a été ainsi chez les personnes qui, depuis long-temps, n'avaient usé que d'une très-légère alimentation. Les douleurs abdominales n'en étaient ni moins profondes, ni moins vives ; car elles partaient de l'affection spéciale des lymphatiques. L'intensité des phénomènes généraux n'en était pas moins grande ; car le sang et les divers appareils de l'organisme éprouvaient toujours les effets funestes résultant de la lésion des *premières racines vitales*, si je puis m'exprimer ainsi.

M. Bally m'a dit que, d'après son hypothèse, la diarrhée pourrait fort bien provenir du mouvement *antipéristaltique* du canal thoracique qui, faisant fonction de syphon, pomperait du sang veineux lui-même, la sérosité du sang. Les conséquences de cette doctrine, appliquées aux phénomènes qui réagiront sur l'économie, demeurent les mêmes, en admettant la supposition que les matières qui semblent renfermer la partie séreuse du sang, viennent sans doute des fluides qui vont se confondre avec ce dernier, pour ajouter à sa quantité dans le torrent circulatoire. C'est moins le retour du sang lui-même que je vois, que le reflux des principes non confondus encore avec lui, lesquels sont destinés à l'entretenir dans des rapports de quantité convenables pour la nutrition des organes.

Je m'explique ainsi comment le chyle, cessant de fournir l'aliment nécessaire au sang, ce dernier, dès que l'irritation particulière aux vaisseaux lactés s'est déclarée, sera presque en vain vivifié dans le poumon. Par son passage à travers les organes, sa quantité diminue continuellement, et finit par devenir insuffisante. Même alors, privé du cruor qu'il ne reçoit plus, il cesse de se trouver dans les conditions convenables pour que l'acte de la respiration lui donne le degré de vitalité qu'il devrait avoir. Ces conditions pour que l'oxygénation s'exécute, manquent du côté du sang, qui n'a pas l'élaboration préalable requise, et non du côté de l'appareil pulmonaire, comme il arrive dans l'asphyxie. Dans ce dernier cas, le mal dépend de l'appareil en défaut, tandis que le liquide est bien disposé à subir l'action indispensable de l'air.

On sait positivement qu'il n'y a sur l'organisme des cholériques l'action d'aucune cause capable de produire l'asphyxie, comme il arrive quand les organes pulmonaires souffrent, parce que le poumon ne peut pas recevoir d'air, ou qu'il ne reçoit qu'un air impropre à la respiration, ou qui même a des qualités délétères.

L'air que le cholérique respire est on ne peut pas plus propre à l'entretien de la circulation : ses poumons exécutent avec liberté leurs mouvemens ; les nécropsies, d'ailleurs, démontrent toutes que les phénomènes respiratoires se passent comme dans l'état normal. Qu'on trouve un cholérique dont le poumon offre des traces d'asphixie! Loin de là, ce poumon présente le type de l'intégrité la plus parfaite. Comme le poumon sain, il est spongieux, d'une entière cellulosité, et d'une couleur fauve pâle; il est expansible comme lui : comme le poumon sain, il est flexible, compressible, donnant sous la main une légère crépitation soufflée; comme lui, enfin, il est dans les meilleures conditions pour faire subir à l'air qui le pénètre la modification qu'il doit apporter dans le sang. Dites plutôt que ce liquide n'est plus apte à être convenablement fécondé en quelque sorte par cette respiration normale. Comme il ne se forme plus de nouveau sang qui puisse, en partant du cœur, soutenir l'organisme, celui qui reste languit, dépérit, et semble ainsi comme infecté de poison. Chaque appareil souffre de plus en plus; bientôt toute force vitale est épuisée, et le sujet meurt par le défaut de circulation et de stimulation du sang qui, chez les cholériques, est *toujours artériel*, mais *d'une manière moins complète* que chez l'homme bien portant, tandis que, dans l'asphyxie, il est *tout veineux* et *impropre à la nutrition des organes.* C'est ainsi que le chyle, qui contribue immédiatement à l'entretien du sang, et médiatement à l'entretien de la vie, devient l'occasion d'accidens mortels, en ressentant une affection inconnue dans son essence, et en déterminant dans l'économie, une série de symptômes extraordinaires.

Je continue l'examen des phénomènes particuliers déterminés par l'affection des lymphatiques, et je crois qu'on peut se rendre raison du trouble manifeste de la circulation, de la précipitation du pouls et de sa petitesse, dans les premiers temps du Choléra algide. Si le désordre et la perturbation des chylifères paraissent d'abord modifier peu le sang , plus tard, celui-ci, cessant d'être le même dans ses élémens, altère tous les organes. Le trouble qu'il éprouve est accru de celui que peut ressentir plus ou moins le système nerveux. Le sang, enfin, vicié dans ses qualités premières , circule mal dans les parties qui, comme les membres, exigent de sa part un grand degré d'animalisation. Bientôt ces mêmes membres, ainsi que les régions les plus excentriques, ne reçoivent plus aucun principe nutritif. Privé de son énergique vitalité, arrêté, absorbé par des organes qui en sont avides, le sang continue de circuler, sans doute , mais dans un espace qui se rétrécit graduellement, comme nous l'avons dit plus haut. Le mouvement circulatoire peut être alors comparé, avec quelque raison, à des cercles concentriques successivement décroissans et interrompus (1). Sur ces entrefaites, la mort arrive avec le refroidissement général, *l'apparence de l'asphyxie*, avec l'absence de toutes les secrétions normales qui manquaient d'élémens pour se faire; la mort arrive enfin avec tous les caractères propres au Choléra.

Mais la contraction antipéristaltique et l'affec-

---

(1) M. Bally admet bien un mouvement dans le sang, mais non la continuation du phénomène total de la circulation, telle que l'avait découverte Harvey.

tion qui paraît en être le résultat semblent l'une et l'autre susceptibles, par la force du sujet et par une influence heureuse, de recevoir une modification nouvelle, et de se terminer par un retour à la santé. Survient enfin la période de réaction. Quels effets divers! quels désordres d'un autre genre doivent survenir, dans les lieux où siégeait primitivement le mal, et dans le reste de l'organisme!

Le résultat immédiat de cette réaction, est une irritation excessive, immodérée des voies naturelles au chyle. Cette irritation aura principalement son siége sur les villosités intestinales qui ont dû éprouver les atteintes de la plus violente excitation produite par une secrétion détournée de son cours normal, et une exhalation inaccoutumée. L'inflammation de ces villosités agglomérées, et nécessairement de la membrane muqueuse intestinale qui les unit, doit être le caractère indispensable qui marque les efforts de la nature vers le retour des fonctions normales.

Le sang qui reprend, dans ce cas, ses principes, et les dépose dans les organes où il ne pénétrait plus tel qu'il doit être, va se trouver durant plus ou moins de temps, pour l'économie, une cause de tergescence inflammatoire vive, avant de devenir ce qu'il était auparavant, une cause d'entretien vital.

Le cerveau, surtout, sera plus exalté, tant par

l'afflux du sang devenu riche, que par l'effet sympathique que détermine sur lui l'irritation inflammatoire de l'appareil gastro-intestinal. Cette inflammation, quelquefois moins vive dans le tube digestif, ira, comme par un effort dérivatif de la nature, se fixer sur la peau, en donnant lieu à des éruptions pourprées qui peuvent accélérer la marche de la guérison.

Par la supposition que les vaisseaux lymphatiques sont le point de départ du Choléra, il ne répugne pas à l'esprit de concevoir que toute diarrhée seule, et sans autres symptômes, que cette diarrhée surtout qui, le plus souvent, est le fatal prélude de l'invasion du mal, puisse indiquer l'affection commençante de l'appareil lymphatique intestinal. C'est précisément ce premier degré d'altération que les ressources de l'art peuvent alors heureusement modifier; mais, plus tard, la science du médecin est sans utilité efficace, comme elle l'est, du reste, dans toute altération spéciale des systêmes d'organes qui tiennent les autres sous leur dépendance, et dont l'intégrité est indispensable à celle des liquides d'où la vie tire son entretien.

Mais, dira-t-on, quelle doit être la part d'action que prend, dans le Choléra, le systême nerveux, cet agent reconnu de la puissance vitale? Ce systême souffre du Choléra, sans doute, mais moins

peut-être que beaucoup d'autres systêmes de l'é-
conomie. Quoiqu'il ne laisse pas la plus légère
trace d'altération dans sa texture, on pense généralement qu'il n'en est pas moins malade ; on sait ,
d'ailleurs, combien est supposée profonde la lésion
des systêmes nerveux cérébro-spinal et ganglio-
naire, dans l'opinion des médecins qui n'expliquent
que par cette prétendue altération , la gravité des
symptômes et la prompte destruction des fonctions
vitales. Pour nous, dans nos observations, nous
n'avons jamais vu le trouble du systême nerveux
se trouver en rapport d'intensité avec le trouble du
reste des organes. En un mot , dans le Choléra ,
je crois que l'appareil des nerfs est modérément
lésé. Toujours les fonctions de cet appareil m'ont
semblé survivre à la violence du mal, comme
pour le dompter ; et, dans le cas de quelques succès, le systême nerveux paraissait multiplier tous
ses efforts pour réparer le désordre de l'économie.

Jusqu'à ses derniers momens, le cholérique
conserve la puissante énergie qu'il tire de son systême nerveux qui, loin de l'abattre et de le dé-
courager, semble le tromper par l'ignorance où il
le laisse du danger qu'il court. Le cholérique entend, raisonne, agit d'une manière qui, plus d'une
fois, nous causait un étonnement extrême. Souvent
nous en avons surpris se lever, aller seuls à la selle,
pendant qu'ils semblaient à nos yeux des cadavres

déjà roides, livides, chez lesquels tout mouvement était comme automatique, mais dirigé pourtant par une intelligence encore intacte.

Ces faits, que tous les jours reproduit l'observation, et que semble expliquer la théorie que je développe sur le siége du Choléra, nous prouvent que le système nerveux ne doit être considéré ni comme cause première du mal, ni même comme devant éprouver de ce mal une atteinte très-grave. Chez ceux-là seuls il est, sinon altéré, du moins affecté d'une manière particulière, qui, frappés de terreur, seront atteints de l'épidémie. Quelle agonie cruelle doivent causer, à ces malheureux, les premières attaques du Choléra et la persistance de ses symptômes! En ce cas, je ne vois de ressources que dans la sécurité où se trouvaient la plupart de nos malades, comme si la nature, voulant alors endormir leur sensibilité morale, avait eu l'intention de ne les rendre pas témoins de la ruine de leur propre corps.

Je trouverais enfin l'explication des crampes atroces qui accompagnent l'attaque définitive du Choléra, et qui sont les préludes presque toujours certains d'une lutte désastreuse pour l'organisme, dans la pensée que bien des affections abdominales, sourdes et intenses, se sont compliquées d'un pareil tourment. Suivant M. Bally, ces crampes convulsives sont, chez le cholérique, semblables à celles qui marquent les derniers momens de certains animaux, dont le sang, tiré d'un vaisseau principal, finit par amener la mort au milieu de contractions musculaires violentes.

L'hypothèse sur le siége du Choléra, que je viens de chercher à développer, n'a pas été soutenue sans doute dans toutes ses conséquences : un sujet aussi grave, les hautes questions qui s'y rattachent, exigent, pour leur parfait développement, une pénétration d'esprit et de jugement qui est trop au-dessus de ma jeune expérience. Que l'on considère que j'ai seulement essayé de faire comprendre que le *Choléra dépendait d'une lésion primitive et essentielle de certains appareils d'organes contenus dans l'abdomen.*

Ce mal est à mes yeux une affection simple primitivement, qui ne prend de caractère fâcheux que des organes d'où il tire son origine, pour déterminer plus tard un trouble immense dont l'effet est d'anéantir l'individu. Certes, il est permis de supposer que les *racines nourricières*, qui, chez l'homme, sont dans les intestins, deviennent capables, si elles souffrent, d'interrompre promptement la continuation de la vie. L'on pourra croire que ces racines, sont affectées dans leurs parties les plus déliées, si l'on consent à envisager, comme je l'ai fait plus haut, les rapports qui paraissent exister entre les lymphatiques et les granulations infinies qui se voient dans les intestins, et auxquelles le Choléra semble devoir être rattaché. Cette opinion, du reste, tend à ramener le siége de la maladie dans les intestins. Ce n'est, comme on le sait, que dans ces derniers temps que des praticiens, trop précipités dans leur jugement sur le Choléra, se sont éloignés de cette idée, fondée sur la saine observation, et que les médecins de l'antiquité soutenaient avec bonne foi. « Le bouleversement du ventre, et les matières si abondantes que rendent les malades, indiquent suffisamment que le mot Choléra des Grecs ne vient pas de *cholé-réo*, flux de bile, mais de *cholas-réo*, flux des intestins », a dit Alexandre de Tralles, qui vivait dans le sixième siècle, et qui a été un des meilleurs médecins grecs depuis Hippocrate.

Cette citation seule prouve que les médecins anciens savaient apprécier les symptômes du Choléra.

En mettant à profit l'hypothèse qu'a suggérée à M. Bally un examen scrupuleux des phénomènes abdominaux, observés particulièrement à l'Hôtel-Dieu de Paris, j'ai cherché à réveiller de nouveau l'attention des praticiens, dont le zèle bien dirigé, la puissance des moyens intellectuels, et tant d'autres avantages qui appartiennent aux médecins français surtout, nous donnent le droit d'espérer que ces idées sur le siége du Choléra les conduiront un jour à une thérapeutique plus positive.

S'il ne m'appartenait pas de soulever une question de l'ordre le plus élevé dans la maladie qui semble perdre maintenant de son caractère formidable, j'ai cru du moins qu'il était bon de faire connaître les résultats de faits multipliés qui font la base de mon travail depuis six mois.

FIN.

EXPLICATION DE LA PLANCHE.

Portion de l'intestin grêle et du gros intestin, vue en dedans, avec les altérations qui ont été observées presque constamment dans le Choléra-morbus, à l'Hôtel-Dieu de Paris (1).

A. Intestin iléon pris chez un jeune homme de vingt-un ans, mort en dix-huit heures du Choléra, le 18 août 1832.

B Intestin cœcum.

C. Valvule iléo-cœcale, dite de Bauhin.

D. Partie de cette valvule qui regarde l'iléon, abaissée pour voir l'*affection granuleuse* qui lui est propre dans le Choléra.

E. Partie de la même valvule qui regarde le cœcum, relevée pour apercevoir l'affection particulière à cet intestin dans la même maladie.

Cette portion d'intestin, divisée selon sa longueur, laisse distinguer sur la membrane interne ou muqueuse, saine du reste, les granulations qui diffèrent dans le cœcum par un orifice qui est représenté sur la planche, au moyen d'un point noir placé sur le centre de la plupart des pustules.

____

(1) Voyez la note, page 62.

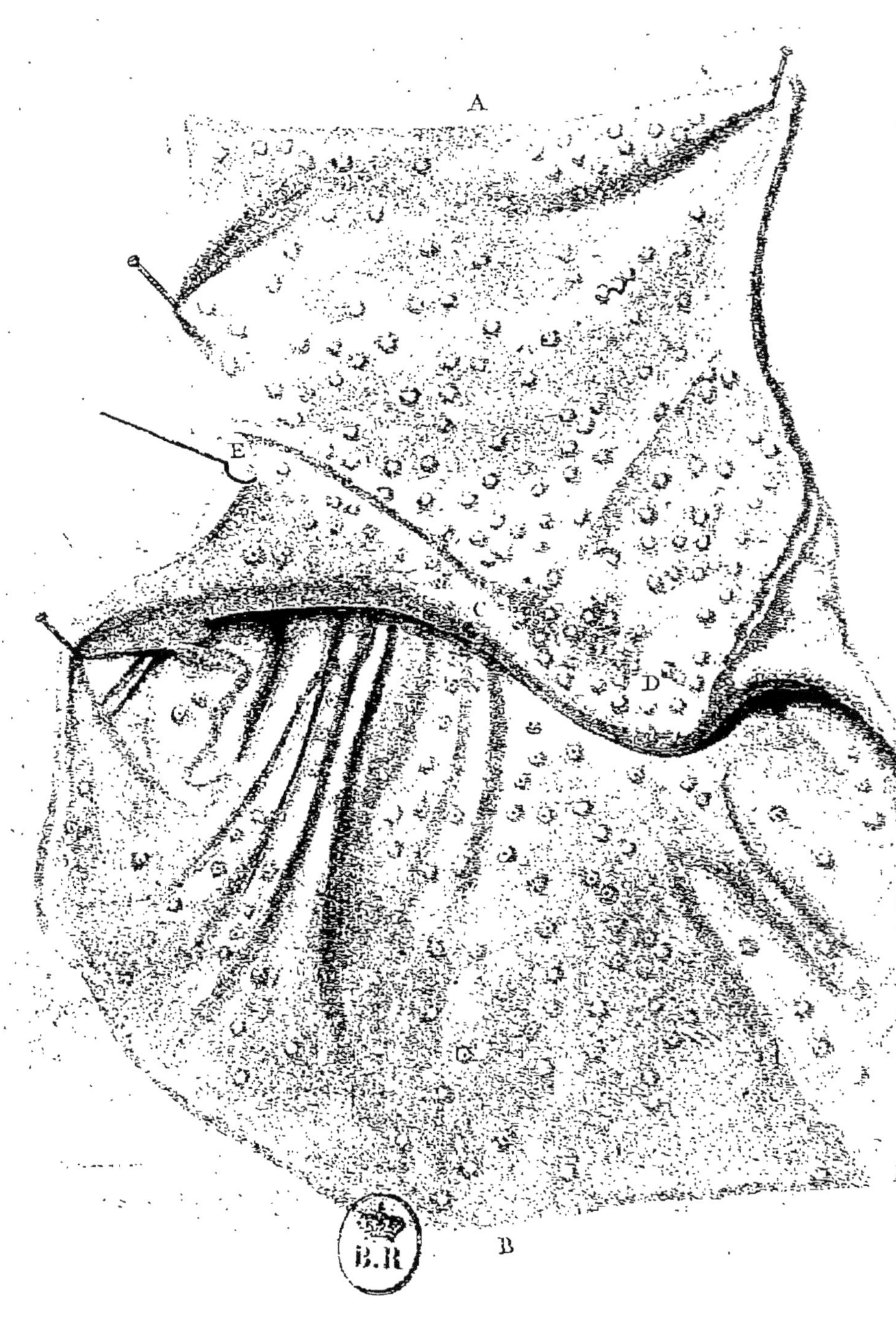

A
E
C
D
B
B.R

www.ingramcontent.com/pod-product-compliance
Ingram Content Group UK Ltd.
Pitfield, Milton Keynes, MK11 3LW, UK
UKHW020328130726
13696UKWH00003B/1211